看護師「マギーズ東京」センター長
秋山正子

がん共に生きていくときに、知っておいてほしいこと

人生を丸ごと抱きしめて生きるヒント

山と溪谷社

HUG YOU ALL

人生を、丸ごと抱きしめよう。

はじめに

どんな人の中にも、人生を自分自身で歩いていく力が眠っています。

看護師となって、数え切れない方々の生と死の物語に関わらせていただき、今つくづく思うことです。

たとえ悩んだり迷ったりする日があったとしても、私たちは、自らの手で答えを見つけ、自分の道を進んでいく力をもっている。

私にそのことを教えてくださったのは、看護という「命の現場」でお会いしたおおぜいの方たちでした。

がんを告知され、泣き崩れていたけれど、治療を続ける中で「前よりも自分がずっと好きになった」とおっしゃるようになった方。

また、がんをきっかけにして自分を支えてくれていた人のつながりに気づき、今度はご自身が周囲を支える活動を始めた方。

あるいは、本当にやりたかった仕事や趣味をスタートさせた方。

逆に、仕事にあくせくするよりも毎日を丁寧に味わいたいとライフスタイルを変えた方……。


どの方も、はじめは突然の病に戸惑い、混乱していた方たちです。

一度は絶望し、立ちすくんでいた方たちも、病気と向き合ううちに変化していきます。自分の人生を振り返り、受け入れ、よりタフになって歩き出していかれるのです。

このような方たちが、困難は、人生を生き直すためのギフトなのだと気づかせてくださいました。

私は現在、がん患者（がんと共に歩む人々）がご自身の人生を進んでいくことをサポートするマギーズ東京（以下、マギーズ）のセンター長を務めています。

看護教員時代に、末期がんの姉を病院から連れて帰った経験から訪問看護の仕事を始め、多くの方の在宅ケアをお手伝いしてきました。その後、イギリスで設立されたマギーズキャンサーケアリングセンター（以下、マギーズセンター）に出合い、日本で活動を始めました。

マギーズは、がんと共に歩む方だけでなく、その家族や友人、過去にがんを患っていた方、がんで大切な人を亡くされた方、医療関係者など、どなたでもいつでも利用していただけます。

訪れた方が「第二の我が家」にいるようにくつろぎ、必要なサポートを得て、ご自身の力を取り戻していける場です。東京・豊洲の広々とした地に建つマギーズには、２０１６年の開設から現在まで2万2千人もの方が、ときには北海道や九州からも足を運んでくださっています。

マギーズでは、先ほどお話ししたように、それぞれに悩みながらも変化を遂げられていく方々の姿を多く拝見してきました。

同時に、がんによって人生の幕を下ろされた方たちもまた、必死にもがきながらも人生を受け入れ、ご自身なりの生き方を見せてくださいました。

死の床にあって、明るい笑いで最期のときを彩り、この世を去った方。

部下たちに「あとはよろしく頼む」と、誇りある仕事を託して旅立った方。

限られた命と知って、長年の夢をあざやかに叶えて逝った方……。

誰もが一度しか生きることのできない一生を、市井の中で懸命に生き抜き、最期に命の輝きを放って逝く。その現場に、訪問看護師の時代も含めて幾度となく立ち会わせていただけたのは、とても幸せなことでした。

この本では、そんな方々が見せてくださった生き様を通して、がんと生きていくとき、がんを患った人をサポートするときに大切なこと。そして、どんなときも自分らしさを失わず生きていくために、知っておいていただきたいことについてお話ししていきます。

また、がんをはじめとする病気で病院にかかる際に役立つ情報も、あわせてお伝えしていきたいと思います。

がんのみならず、人生にはさまざまな試練や困難が訪れます。思わぬ方向転換を迫られることもあれば、予期せぬアクシデントが起こることもあります。

そして私たち人間の死亡率は、１００％です。

どんな人生であっても、誰もが必ず終幕を迎えます。

そのとき、「これでよかったのだ」と思える生き方を送るために、本書に登場する方々から多くを感じ取っていただけるのではと思います。

人の「生きる力」は、どんなときも失われません。

これからの人生を丸ごと抱きしめて生きるために、お役に立てれば幸いです。

秋山正子

目次

第2章

病院や医師とのつきあい方

第3章

不安から自分を取り戻す

第4章

「決める」ことがつらくなったら

第5章 親しい人が病になったとき

第6章 死にゆくときを幸せに生きる

第1章

終わりから、始める

命の現場では、さまざまなドラマが展開します。
特に、人生の終幕のカウントダウンから
息を引き取るその瞬間までは、
その方が送ってきた一生の集大成となるような
濃密な物語が紡がれていきます。
たとえ最終章のわずかな時間であったとしても、

登場人物のひとりとして多くの物語に
立ち会えたことは私の宝物です。
「生きる力」は最期の最期までなくならない。
物語の主人公たちは、そう教えてくださいました。
この本の最初の章は、
これまで出会ってきた方たちが紡いだ
最終章のお話から始めます。

人生の最期を迎えたときになお、周りを笑わせてくれた人

これまで看護師として、数え切れない方々の最期の日々に伴走させていただきました。

人生の幕が下ろされる間際には、その方の歩んでこられた道を象徴するようなさまざまな場面が展開します。

意外かもしれませんが、別れのときが迫っているとわかっていても、ベッドの周りでは穏やかな時間が過ぎていくことも少なくありません。

ときには、明るい笑い声に包まれることさえあります。

Sさんの訪問看護に初めて伺ったのは、亡くなる前日のことでした。Sさんは、行列ができるフルーツパフェで有名な喫茶店を長年切り盛りしてこられた女性です。

実は十数年前、私はSさんのお舅さんを、一度だけ看護させていただいたことがありました。ほんの2、3時間のことですが、Sさんは、それをずっと覚えていてくださっていました。そしてご自身が、がんを患い、いよいよ死期を前にしてご自宅に戻られ、訪問看護を入れる際に、私の訪問看護ステーションを指名してくださったのでした。

Sさんは、病に倒れる直前まで働いていらっしゃったに違いありません。ご自身のお店を誇りに思い、愛してこられたのでしょう。

もしお店に伺うことがあれば何を注文しようかしらと、私はSさんの耳元に顔を寄せ、「お店で、おすすめのメニューは何ですか?」と尋ねてみました。

死の床にある方にとって、それは唐突な問いに聞こえたに違いありません。

でも、ずっと続けてこられた大事なお店は、2人の娘さんが継がれることが決まっているとのこと。何か言い残したいことがおありになるかもしれない。そんな思いもあったのです。


鼻に入れたチューブから酸素が送られていますが、吸う力はすでに衰え、息苦しい状態にあるのがわかります。質問のあと、しばらく沈黙がありました。

「あ、眠られたのかな」と思っていると、突然、部屋に大きな声が響きました。

「愛嬌！」と、Sさんは、はっきり答えられたのです。

意表をつかれて、ご家族も私も、居合わせた全員が思わず笑ってしまいました。

その答えには、Sさんの人生そのものが込められているように、私には思えました。


翌朝、Sさんは息を引き取られたそうです。Sさんを囲んで笑い合ったのは、亡くなる十数時間前の出来事でした。

”命の輝きは、最期の瞬間まで失われない“

死と生の境にある深刻な状況にもかかわらず、朗らかな笑いが生まれる。看取りの過程では、そういった物語がよく起こります。

その方が過ごされた一生に敬意を払い、どのような道を歩んでこられたのか、興味をもって接すると、人生の物語がひもとかれ、最期に輝く瞬間があるのです。今まで、このような瞬間に数え切れないほど立ち会ってこられたことを幸せに思います。

人生最期のステージで命の輝きを放つ。そのチャンスを誰もが皆、同じようにもっています。その輝きは、日々の何気ない時間をいつくしみ、ときには悩んだりつまずいたりしながらも、一歩ずつ歩みを進めてきた旅のゴールで放たれるのだと思います。

当然のことですが、どんな方にも、これまで生きてきた過去の歴史があり、現在があり、また未来があります。

その未来がたとえあとわずかでなくなる、そのときにでさえ命は輝く。

命の輝きは、最期の最期まで失われない。

私にそのことを教えてくださったのは、決して華やかなわけではないけれど、着実にご自身の人生を歩んでこられたSさんのような方々です。

日々の小さな幸せを見つけて果たしていった人

死が間近になると、日常のひとつひとつの出来事の意味が変わります。

今日がお天気というだけで嬉しい。窓からの景色が見られるだけでありがたい。

今朝が最期かもしれないけれど、「おはよう」と挨拶できた。

日々の中にあるそんな小さな幸せを喜び、大切にできるかどうか。自分自身の命が輝くかどうかは、そこにかかっているかもしれないと、私は思います。

そんな「小さな幸せ」を、最期まで大切にして逝った女性がいます。

ある日、マギーズを訪れた男性の母親です。

男性のお母さんは、その15年前に肺がんで亡くなられていました。その最期について、今でも心に引っかかっていることがあると、男性はとつとつと語り始めました。

それは母親の症状が進み、ご家族も集めて、今後の治療についてのカンファレンス（話し合い）がおこなわれたときの出来事でした。

医師はその場で、「もう、効く治療薬がありません」と言ったのだそうです。

一瞬、誰もが押し黙り、室内がシンと静まり返りました。その沈黙を破ったのは、母親本人でした。

「じゃあ、私は治らないってことね」

私はもう生きられない、死ぬということね。そういう意味が含まれた問いに、誰ひとり言葉を発することができなかったそうです。

自分は何も言えなかった。母親にひどいことをしてしまった……。男性は15年経った今も、それを悔やんでいたのでした。

その後、母親は自宅に戻り、翌日から毎朝、男性のお弁当を作ってくれたのだといいます。

当時、男性は30歳を過ぎたばかりで進路が定まらず、「宙ぶらりんでフラフラ」していたとのこと。その息子さんに、母親は黙って弁当を作り続けたのでした。

「お母さんは、なんて素晴らしいことをなさったんでしょうね」と、私は言いました。すると、男性はハッとした表情に変わりました。

「お母さんは、あなたのことがきっと心配だったと思います。でも、がんの末期にありながら、そんな息子さんに毎日お弁当を作れたのですから、母親冥利につきると思いますよ」

「お弁当を作る機会があって、それを食べてくれる人がいる。そのことが、お母さんにとってどれだけ救いになったかわかりません」

私がそう言うと、男性は一瞬呆然として私を見ました。次第にその表情は、柔らかくゆるんでいったように見えました。

”最期のときにも、誰かの役に立つ喜びがある“

カンファレンスの席で、一番的確に事態を受け止めたのは母親本人でしょう。彼女は多分、その宣告によって覚悟を決めたのです。そして、限りある時間の中で、大切に育ててきた息子に何を残せるかと考えたときに、自分がずっと続けてきた弁当を作ることを選んだ。

どんなお人柄だったのか、男性との会話でしかうかがい知ることはできません。しかし、強い方だったのだと思います。

彩りや栄養を考えながら弁当を作っている時間も、空になった弁当箱を見たときの嬉しい気持ちも、彼女にとっては何ものにも代えがたいものだったでしょう。

たとえ病は治らず死が目前にあったとしても、お弁当を作れる自分がいて、母としての役割を果たせる。

そのときご本人は、患者でも病人でもなく、母親として、その瞬間瞬間を生きている。1日、1日小さな幸せがある。それは、本当にすごいことだと思います。

男性は今、医療関係の仕事に就いているそうです。母親が亡くなったあと、学び直したといいます。

母親は、息子さんに素晴らしい贈り物をして旅立ちました

ひとりで逝くことを選んで、旅立った人

人生の幕引きが迫るとき、どこで、誰とどう過ごすのか。それぞれの選択があります。

長く団地でひとり暮らしされていたIさんは、70代後半で末期の子宮がんが見つかったとき、在宅ケアを希望されました。「どうせ病院の白い天井を見ているのであれば、自分の家の天井を見て暮らしたい」とのことでした。

数年前までさまざまな仕事を続け、現在は生活保護を受けられているIさんは、70歳のときに献体登録し、すでに納骨先も手配していらっしゃいました。しかし、

自力で立つことはできず、食事や排泄には介助が必要な状態でした。それでも、「親戚もいるけれど遠方だし、相手も高齢なので、頼る気はない」とのこと。

Iさんの強い希望を受けて、医師や訪問看護、ケアマネージャーや訪問介護などがチームを組み、在宅ケアが始まりました。

家に帰られたIさんは、「なじんだ部屋に帰れて本当によかった。天井のシミもいとおしいわ」と、ベッドの上で嬉しそうにされていました。

ご近所の方たちや各担当者と連携を取りながら2週間が過ぎ、次第に寝ている時間が増え、食も細くなっていきます。私は、「今のうちに会いたい人や、知らせておきたい人はいませんか?」と伺いました。

すると、「もう十分。ひとりで死んでいくことに悔いはないの。皆さんには迷惑をかけるかもしれないけれど、これが私の最期のわがまま。希望なの」とおっしゃいます。そして1枚の紙を見せ、「もし誰かが来てくれたときに私が死んでいたら、この紙に書いてあるところに連絡して遺体を引き取ってもらってね」とおっしゃるのです。

”孤独を引き受けて、
意思を貫く生き方もある“

毎日何時間もひとりで過ごすIさんをサポートしながら、私たちはそれぞれに、「あのままでいいのかしら」という思いも抱いていました。

しかし、「ひとり暮らしは、今に始まったことじゃないの。気ままな暮らしを選んだのは私なんだから」とIさんは話されます。私はいつも、後ろ髪を引かれる思いでドアを閉め、気持ちを切り替えて、次の訪問先へ向かう日々でした。

不正出血が増え、血圧も下がり始めたある午後のことです。

訪問時間が終わりかけたとき、Iさんは小さな声で「もう少し、そばにいてくれないかしら」と初めておっしゃったのです。

私はすぐに予定を調整してしばらくIさんと過ごし、寝入ったのを見届けて部屋を出ました。もっといたかったのは言うまでもありません。しかし次の訪問先も様子の気になる方でした。Iさんのことが気にかかりながら、次のお宅に向かいました。

自分の希望で、ひとりを選んできたIさんでさえ、寂しさを感じることがある。ひとりを貫き通すとはこういうことなのだと、Iさんは教えてくれました。

その2日後、Iさんは旅立たれました。発見した看護師によると、まだ温かく、息を引き取ったばかりの状態だったそうです。

献体先の大学病院に連絡すると、1時間ほどで、ご遺体を引き取りに来てくれました。その丁寧な対応に感心しながら、私は、近隣の方々やヘルパーの方たちと、Iさんをお見送りしました。そして、「約束は守れましたよ。Iさん、どうぞゆっくりお休みくださいね」と、そっと声をかけたのでした。

イギリスには「マリーキュリー・ナーシングサービス」といい、本人が希望すれば、最期の24~48時間にケアする人が付き添えるシステムがあります。

日本でも各担当者が連携すれば、私たちがIさんに付き添ったように、ひとりで最期の時間を過ごしたいという方をサポートすることができるのです。

１００人いれば、１００通りの喜びと輝きがあります

ロウソクの火が消える直前に、ボウッと明るく燃え上がる瞬間があります。それと同じように、人の命が消える前には、一時的に元気を取り戻すタイミングがよくあります。たいてい、亡くなる1日か2日前です。そのとき必ず、ご本人なりの何かを周囲に残して逝かれます。

それまで混濁していた意識がふと明晰になり、周囲への感謝を伝えられる方。「今日は気分がいいわ」と言いながら、楽しかった思い出を家族と振り返る方。面会に来た親戚や友人と談笑して、「ああ、これならまだまだ大丈夫」と皆が安

心したのに、翌日容態が急変して血圧が下がり、亡くなる方もいます。

ご遺族は「あんなに元気だったのに」と肩を落とされますが、そういうときは、「最期の最期で皆さんとお会いできたことは、よかったのではないでしょうか？」とお伝えします。

大切な人の死を受け入れるには、もちろん時間がかかります。

しかし、先ほどお話ししたように、起きている出来事はつらく悲しいものであったとしても、別の視点で見れば、肯定できる面が浮かび上がってきたりもするのです。

命の灯が輝くのは、亡くなる直前だけではありません。

人生のゴールに向かう旅路に伴走していると、不思議な化学反応が起きることがよくあります。

私たち医療者や近しい方たちの働きかけが触媒のような役割を果たし、思わぬときに、その人らしさ、その人の本質が見えてくる。そういった場面があるのです。

たとえば、何かのきっかけで、ふだんは殻をかぶってご自分をひた隠しにしてきた方の殻が溶け、意外な一面を見せてくださる。

それまで誰にも言わなかった本心を、最期の最期に、遺された家族のために置き土産のように伝えて亡くなっていく。

そんな場面に立ち会わせていただけるのは、この仕事の醍醐味です。

”看護の現場で受け取った命のバトンをつなぐ“

たとえば、1日の終わりに、子どもと歩く帰り道を月が明るく照らしている。

「お月様が追いかけてくるね」と話しかける子どもに、「本当だね。そう見えるね」と言いながら家路を急ぐ。

悩みや苦労を抱えながらも、目の前の仕事や家事に向き合い、日々を重ねる――

そんな毎日が重なり、その人らしい人生が作られていくのかもしれません。

100人の人がいたら、100通りの生の喜びがあり、別れの悲しみがあります。そして、100通りの生き様があります。

これまで、看護の現場で多くの方々の生き様を拝見し、その輝きに何度心を揺さぶられたかわかりません。

その体験は、ひとりひとりの方から、命のバトンを受け取ったようなものだと感じています。自分らしくよりよく生きて死ぬ、そのためのバトンです。

そのバトンをお渡しする気持ちで、次の章からお話を進めていきたいと思います。

第2章
病院や医師とのつきあい方

病を得ると、人は自分の人生まで
病気に支配されてしまったかのように
感じるものです。

しかし、目の前の状況がどんなに厳しくても、
あなたは「あなた」です。
投げやりになったり絶望したりすることはありません。
病のときに、私たちをサポートしてくれる心強い伴走者が、

医師、そして病院や専門機関などの医療従事者です。

「病院に行くと緊張してしまう」

「医師と話すのは苦手だ」

というあなたも、心配はいりません。

少し視点を変えれば、主体的に治療に参加し、

医療機関や専門の相談機関と連携を取って、

心と体、そして自分の生活を

よりよい方向へ変えていけます。

病を得たとしても「あなたが、あなたであること」に変わりはありません

もし、ある日突然、命に関わる病を告知されたら、あなたはどのように受け止めるでしょうか。

まっさきに、心を支配するのは恐怖かもしれません。

実際にマギーズを訪れる多くの方が、がんを告知されたとき、「自分は死ぬのかもしれない」とショックを受け、呆然としたとおっしゃいます。頭が真っ白になり、どうやって家に帰ったか覚えていないとおっしゃる方もいます。

仕事や家庭はどうしよう。治療費や生活費は足りるだろうか。なぜ自分ががん

になったのだろう。治療で髪は抜け、苦痛に耐えて、最期は苦しみながら逝くのか……。

告知後、不安や怖れで混乱し、事実を受け止め切れないまま、マギーズに来られる方もいらっしゃいます。

そんな方たちに必ずお話しするのが、「がんは治らない病気ではなく、治る可能性の高い病気になった」ということ。そして、「たとえ治らなくても、がんとともに生きる期間は十分長くなっている」ということです。

この30年ほどで、がん治療を取り巻く状況は大きく発展しました。がん＝「死に直結する病気」「検査や治療に、苦痛が伴う病気」だった時代ではなくなっています。

まず、検査方法が変わりました。体への苦痛や負担が少ない方法が新たに開発され、痛みを我慢したり長時間かけたりせずに検査できるようになっています。

治療法も急速に進歩し、手術の精度も上がりました。

また、投薬や放射線治療など、手術以外のさまざまな治療の組み合わせが可能になっています。しかも、入院せずとも、通院しながら体力を温存しつつ治療できるようになりました。それに伴って、治癒率や生存率も大幅に上がってきています。

女性の生涯罹患率が10人に1人といわれている乳がんの場合、年齢やステージによって変わりますが、5年生存率は平均で9割を超えます。また早期発見であれば、9割が治癒します。

手術法も進化しました。以前は乳房と大胸筋の両方を全摘出していたケースでも、大胸筋を切除せずに済んだり、乳房を温存できたりする例が増えました。

さらに、遺伝子検査によって、その人に合わせた治療薬が選択できるようになり、投薬の効果次第で、手術を回避できる例も出てきました。

乳房を切除せざるを得なかったとしても、再建の技術は、昔と比べ物にならないほど高くなっています。

また、治療の副作用による吐き気や抜け毛などの対策も、充実してきています。

乳がんひとつとっても、昔のイメージとはガラッと変わってきているのです。

この他に、前立腺がんの10年生存率も9割を超えています。根治不能とされていたステージ4からでも、5年生存率は前立腺がんで6割強、直腸がんなら2割強、予後がむずかしいといわれる食道がんですら、12%以上になっています。発見がむずかしいことから「沈黙のがん」と呼ばれ、生存率が低いすい臓がんでさえ、希望を捨てる必要はなくなりました。ステージ4で治療を始めて数年経った今も、時折マギーズに顔を見せに来てくださる方もいます。

一言で言えば、今はがんと診断されても、必ずしも悲惨な状況が待っていると思わなくていい時代。がん＝「死」と絶望するしかなかった時代を乗り越えつつあるのです。

しかし、がんに対する一般的なイメージは、30年前の情報からアップデートされていないかもしれません。

なぜ、医療の最新状況と患者の側に、認識のギャップがあるのでしょう。

ひとつには、きちんとした情報が皆さんに届いていないということがあります。

そしてもうひとつの原因が、「がんは怖い」という強烈な印象が、多くの方に根深く残っていることにあると思います。

”どんな病気を宣告されても、
必ずしも絶望する必要はない“

たとえばあなたは、「がん」と聞くと、「自分の命を脅かすものが攻撃しに来た」と捉えるのではないでしょうか。

しかし、がん細胞は、よそから鉄砲玉のように飛んできて、体に侵入するわけではありません。がんは、細胞の一部が変異したもの。体に悪さをする存在になったとはいえ、もともと自分の内側にあったものです。

小さながん細胞は、時間をかけて体内で少しずつ細胞分裂を重ねていきます。

告知されたからといって、すぐに具合が悪くなったり、明日から命の危険にさらされたりするわけではありません。そしてお話ししたように、治療法はいくつもあります。

つまり、正しい情報さえ知れば、むやみに怖れることなく治療に臨めるのです。

これは、他の病気でも同じです。

もちろん、治癒がむずかしい病を告知されたらショックを受けるのは当然です。

また、その治療は当面、人生最大の課題になるでしょう。

しかし、たとえそうであったとしても、人間の体には健康な細胞も息づいています。また、病気が人生のすべてを支配するわけでもありません。

たとえどんな病気を宣告されたとしても、「あなたが、あなたであること」に変わりはないのです。私がまずお伝えしたいのは、このことです。

では、がんなどの人生を左右する病気について、最新情報を正しくキャッチするには、どうすればいいでしょう。

また、もし重大な病気を告知された場合、どのように行動すれば自分の人生を手放すことなく、後悔のない治療法を選択していけるでしょう。

診察結果は、「耳4つ」で聞きましょう

知人の看護師が、がんを告知されたときの話です。

医療知識も現場での経験ももちろん豊富にあり、大学で講座までもつ人でしたが、いざ自分が告知を受けてみるとパニックになり、帰り道の記憶が一切なかったといいます。

唯一覚えているのが、線路の上の陸橋を通りかかったときのことだそうです。

行き交う電車を見下ろしながら「実際に、ここから飛び込む人がいるだろうな」と思ったのだとか。

しかしすぐ、そう考えた自分にゾッとして、帰路を急いだとのこと。自分には、家に帰って不安や恐怖を受け止めてくれる家族がいたからよかったけれど、もし誰もいなかったらかなりつらかっただろうと、知人は話していました。

現在、本人へのがん告知率は、ほぼ１００％。他の病気についても同じです。自己判断がむずかしくなっている高齢者や、本人が告知を拒否しているなどの例外を除いて、まず当事者に告知するのが、医療界のスタンダードになっています。

本人は「蚊帳の外」で家族が先にがん告知を受け、治療の決定権までゆだねられていた時代とは大きな違いです。

しかし医師側からすれば、この変化は当然だともいえるのです。

個人の病気の情報は本人のものですから、まっさきに当事者が知るべきですし、複数ある治療法の中から最善と思われるものを選択するのも、患者自身だからです。

言われてみれば、当たり前のことですね。

ただし、情報を受け取る側が、この状況を単純に喜べるかというと、そうとも言い切れません。

聞くほうとしては、必ずしも心の準備ができているとはいえないからです。自分では覚悟を決めていたつもりでも、実際にその場面になると、先ほどの看護師のように気が動転してしまうのです。それもまた、当然のことだと思います。

マギーズには、「明日、精密検査の結果を聞きに行くのですが、心配で何日も眠れていません」とおっしゃる方も来られます。

そういう方たちは、たいていインターネットや本などで、自分が罹患しているかもしれないがんについて徹底的に調べています。しかし、調べれば調べるほどネガティブな情報ばかりが目に入ってくる。それで、不安や恐怖を募らせていらっしゃるのです。中には、医師に対する質問をケースごとに細かくまとめた「想定問答集」を作って、「これでいいでしょうか」と持ってこられる方もいます。

”医師と話す際に、同行者がいれば心強い助けになる“

心配するなというのは無理かもしれません。しかし、あまり身構えてしまうと、正しい情報も耳に入らなくなってしまいます。

そういった方々には、まずそのことをお伝えし、「どなたか一緒に、検査結果を聞いてくれる方はいらっしゃいませんか?」と伺います。

自分がパニックになったときに、冷静に話を聞いてくれる人がもうひとりいれば、気持ちが一段落してから、確認や相談ができるからです。

同じ話を聞いても、人によって、大事だと思うキーワードも情報の解釈も違うものです。医師の話を聞いた後に、お互いの受け止め方をつき合わせできれば、より客観的に状況を判断することもできます。

ですから、「耳2つ」ではなく、「耳4つ」で聞くことをお勧めするのです。もしあなたが、何らかの精密検査を受け、その結果を聞きに行かなければならないとしたら誰に同行を頼みたいでしょうか。あるいは、頼める相手はいるでしょうか。

ふだんから、いざというときの心づもりをしておくこと、また、「頼める関係」を作っておくことが大きな安心につながります。

「いや、他人に頼るのは嫌だ。自分はひとりで話を聞きたい」と思う場合もあるかもしれません。もちろん、どんなときも自分自身の気持ちがもっとも大切です。ただし、人の記憶はあいまいです。特に、がんを告知されてショックを受けているときは、医師の話がまったく頭に入らない場合もあります。

ですから、必ずメモをとること。そして、できれば、録音することをお勧めします。これは、誰かに付き添ってもらう場合も同じです。同じ話を聞いたとしても、お互いの記憶が食い違うこともよくあるのです。

今は、スマホでも簡単にできるので、その機能を使って録音しているという方もいらっしゃいます。録音する際は、あらかじめ医師に断りを入れましょう。「あとで聞き返したいので、録音していいですか」「動揺すると、先生の話が頭に入らないかもしれないので、録音したいのですが」と言えば、快諾してくださる医師は少なからずいらっしゃるはずです。

もし、録音に難色を示された場合は、ポイントだけでもかまわないので、メモをしっかりとっておいてください。

信頼できる相談相手が、病を乗り切るための支えになります

診察室への付添を頼める人は誰か。また、万が一、闘病を余儀なくされたときに、相談相手になってくれそうな人は誰か。

マギーズに来られる方を拝見していると、多くの方が、ご自身なりに信頼できる相手を見つけていらっしゃいます。

「夫は優柔不断で、頼りないから」と、近所に住む姉を頼った方。

「親族中で一番しっかりしているから」と、ご兄弟の配偶者に付添を頼まれた方。

長いつきあいの友人に、まっさきに相談した方。

あるいは、「姪が支えてくれるから心強い」という方もいらっしゃいました。安心して相談できる相手は、がんなどの病気と立ち向かうために必要な存在です。年齢や立場にこだわらず、柔軟な姿勢で探してみるといいかもしれません。

では具体的に、どんな相談相手が適任だと思いますか？

現実的にはむずかしいかもしれませんが、まず、あえて2つのポイントを挙げてみます。

ひとつめは、医師や看護師、薬剤師や放射線技師、理学療法士など、医療に従事している人です。彼らは、専門家ならではの情報や助言をくれるでしょう。

40代で乳がんと診断されたRさんは、看護師の友人に助けられたそうです。がんを打ち明けたときに、診察の経緯や検査結果にじっくり耳を傾け、「運が向いてるから、大丈夫！」と太鼓判を押してくれたとか。つい悪いほうへ考えてしまっていたRさんは、その一言で勇気づけられたといいます。

また、手術や放射線治療の前にも、「大丈夫！　あっという間だよ」と声をかけてもらい、闘病中の心の支えになったそうです。

もちろん医療従事者といっても専門分野はさまざまですし、性格やお互いの関係性もあります。あくまでも、近くにもし思い当たる人がいれば、というスタンスで考えてみてください。

相談相手として次にお勧めしたいのが、がんや自分と同じ病気を経験した方、または、家族に患者がいた方です。これらの方たちは、自身の体験から助言をしてくれるという意味で助けになります。

この場合、あなたが見た範囲でいいので、病気に対して前向きに対処できた方、また、闘病経験をネガティブなものではなく、ポジティブに受け止められている方がいいでしょう。

とはいえ、どちらの場合も、その方の性格や考え方もありますから、人選には慎重さが必要かもしれません。適当な方が思い浮かばないのなら、無理に探さずとも大丈夫です。

もっと身近にいる人から、相談相手を探すこともできます。

あなたの周りに、次のような方はいないでしょうか。

どんな事態が起きても、比較的、冷静さを保ちながら物事を決めていける人。

優しさや思いやりをもって、あなたの感情に寄り添ってくれる人。

そういう人がいたら、相談相手としてベストでしょう。

がんは初期治療が終わって社会復帰してからも、闘病生活が続く場合が多いのです。

そんなとき、安心して弱音を吐いたり相談したりできる存在は、大きな力を与えてくれます。これは、どんな病気であっても同じです。

"心強い伴走者に助けられながら治癒へと向かう"

20代後半で、子宮肉腫という希少がんのステージ4となり、その後、卵巣がんと診断されたYさんを支えたのは、発覚前から見守ってくれた友人でした。

当時、Yさんのがんは治療法が確立されておらず、完治しないと診断されてしまったそうです。しかしYさんは、「私が生存率をアップするのだ」と決意。複数の病院を回って専門医を探し、海外からも専門書を取り寄せて、自ら勉強し、現実と向き合いながら闘病生活を送りました。

幸い治療が功を奏し、無事退院できましたが、社会復帰するまでの回復期には、精神的にも厳しい日々を過ごしたとおっしゃいます。

そんなとき、気持ちを整理できたのは、友人の一言がきっかけでした。

「がんという病気は、体の病気より心のもち方だと思うの。見えないリスクに怯えている時間が一番怖いよね。でも、Yちゃんは十分過ぎるくらい知識があるし、がんばって病気に対応している。だから治療のとき以外は、がんについて考えなくてもいいんじゃないかな?」

そう言われて肩の力が抜け、楽になれたといいます。

Yさんは今40代ですが、会社員として充実した日々を過ごしています。若くして、自ら積極的にがんに立ち向かった経験は、人生を大きく変えたそうです。

このように、多くの方が周囲の人たちから支えられ、元気づけられながら、それぞれに自身の病気と向き合っていらっしゃいます。

しかし現実では、思い当たる相談相手がいないという方もいらっしゃるでしょう。

がんなどの病気にかかりやすくなるのは、40歳前後のいわゆる働き盛りの世代以降です。

仕事や子育てに追われる日々で、プライベートな相談事ができる人間関係を作る余裕などなかった。高齢の親には心配をかけられないし、頼れる近親者もいない。そうおっしゃる方もいます。

そういう場合には、がんであれば「がん相談支援センター」があります。

これは、全国の「がん診療連携拠点病院」（がん拠点病院）や「地域がん診療連携病院」などに設置されている機関で、誰でも無料で利用できます。看護師やソーシャルワーカー、心理療法士などが、がんにまつわるさまざまな相談にのってくれます。インターネットで検索できますし、医師に聞けば情報を提供してくれるでしょう。さらに、私たちマギーズのような民間の相談機関もあります。

また多くの病院には、看護師の他に、ケアワーカー、カウンセラーなどが配置されており、相談の受け皿となっています。どんな病気であっても、ひとりで悶々と悩む必要はありません。治療の伴走者として、ご自身の状況に合った相談機関を上手に利用してください。

正しい情報へのアクセスから、スムーズな治療が始まります

あるとき、がんの疑いがあり、生検（病理組織の一部を採って検査すること）を間近に控えているという男性がマギーズにいらっしゃいました。

その方が、「ここは、おいくらかかるんでしょうか」とおっしゃるのです。マギーズは無料で利用できますし、ウェブサイトやパンフレットでも、そのことをあきらかにしています。なぜそう思われたのか不思議に思い、尋ねてみました。

すると、「友人に紹介されて、ある医療機関を訪れたら相談無料と書かれていいたた

のに結局2万円近くとられたから、ここもそうだと思った」とおっしゃるのです。

さらに、そこでは「自由診療なので総治療費が250万円かかるが、今日、手付金を入れれば、1本50万円の注射が割引できる」と言われたとのこと。

普通の感覚であれば、そう聞いただけでおかしいと思うはずです。

ところが、その方は疑うどころか、申し込みを迷っていらっしゃるご様子でした。友人の紹介だったこともあるかもしれません。また、どうしても手術を避けたいというお気持ちも強いようでした。

しかし、その迷いの真の原因は、その方が正しい情報にアクセスできていないこと、そして基本的な知識をもっていらっしゃらないことでした。

たとえば、ひとくちに「大腸がん」といっても、病変が起きた場所や状態によってさまざまな種類があります。また、ステージによって治療法も変わってきます。

一方、がんにまつわる情報は、ありあまるほどあふれています。そしてその中には、「玉」もあれば「石」もある。がんと向き合う第一歩は、そのあふれる情報の中から、自分自身のがんに関する情報を正しく把握することだと思っていただいていいでしょう。

もちろん、医師はきちんと説明してくれますし、病院内やがん対策情報センターにも、基礎知識をわかりやすくまとめたパンフレット等があります。

まずはそれらが、治療の際の正しい判断材料だと捉えていただければ大丈夫です。

また、国立がん研究センター・がん情報サービスのサイトも、日進月歩の医学の世界で、非常に吟味された最新情報が発信されているのでお勧めします。

ところがその方は、それらの基本的な情報をまだほとんど見ていらっしゃいませんでした。

だから、診察の経緯や検査結果を伺う分には、適切な治療さえすれば回復を望めるケースなのに、必要以上の不安にかられて、本来の治療が始まる前に高価な自由診療が必要ではと迷っていらっしゃったのです。

治療の方向性を決めるのはあくまでもご本人ですが、このときは、「親身になってくれるご友人がいらっしゃるのは、素敵なことですね」とお話ししながら、「客観的に見て、その治療は高額過ぎると思う」とお伝えしました。

そして、基本情報が書かれた冊子をお渡しし、基礎知識を把握してから判断されるよう助言させていただいたのでした。

”病気を「怖いもの」にしないためには、冷静に知ること“

自由診療や代替医療を受けようかと迷われるのは、このように本格的な治療が始まる前の方たちが少なくありません。

がんと診断されたものの、手術日や治療開始日が数週間後と提示されると、その間にがんが進行するかもと不安になります。それで、身近な人に勧められたり、自分がインターネットで調べたりした治療法や薬を試したくなるのです。

当然、そういった状況になれば不安になり、少しでもできることはないかと必死になるでしょう。

しかし緊急性があれば、医師は必ず予定を調整して、すぐに手術や治療をおこないます。逆に言えば、たとえば医師が「手術は3週間後」と判断したなら、そのタイミングで問題ないということです。

冷静になれば気づくことですが、それまでゆっくり時間をかけて進行したがんが、3週間で急激に進む可能性は極めて低いのです。少なくとも、効果の定かでない高額医療に飛びつく必要はありません。

代替医療をすべて否定するわけではありませんし、自分から情報を取りに行く姿勢は大切です。でも、だからこそ正しく知ること。そして、冷静になることが大切になってきます。もちろん、これはどのような病気にも当てはまります。

がんについていえば、皆さんが誤解しやすい言葉に「標準治療」があります。

標準治療とは、一般的に推奨できる現時点での「最善・最高の治療」のこと。正確には、「エビデンス（科学的根拠）に基づいた観点で、現在利用できる最良の治療法」と国立がん研究センターで認定されているスタンダードな治療法です。

現代医学において、もっとも信頼がおける治療法なので、医師がまっさきに選択する治療の王道だといっていいでしょう。

しかし、「標準」という言葉を「並」だと思い込んで、焦ったり悩んだりする方が多いのです。以前、医師から「標準治療で進めます」とぶっきらぼうに言われ、「〝並〟の治療じゃなく、最高の治療法を検討してもらいたいんです」と相談に来られた方がいました。

「ぞんざいに扱われている気がした」と落ち込んでいらっしゃいましたが、「無愛想に聞こえたかもしれませんが、逆に言えば、その治療法なら効果が得られるという確信があるから、端的におっしゃったのだと思いますよ」とお話ししました。

ちなみに、信頼できるサイトであっても、無関係な広告バナーが表示されることもあります。

そこを無防備にクリックしてしまうと、本筋の医療情報とは違う方向へと進んでしまいかねないので注意してください。

がんに限らず、自身の病気について調べる際には、自分がアクセスしようとしている情報の質に十分注意を払いましょう。そうすれば、むやみに情報に踊らされることなく、心穏やかに最適な治療を選んでいくことができます。

医師の立場を理解しておくと、心に余裕が生まれます

「先生が忙しそうなので、わからないことがあっても聞けないんです」

「治療方針について質問したら頭ごなしに叱られて、何も言えなくなりました」

「診察室に入ると、緊張してしまって頭が真っ白になるんです」

このように、医師とのコミュニケーションに悩んでいらっしゃる方は少なくありません。

医師としても、ひとりひとりの患者さんに向き合うべく努力しているのは言うまでもありませんが、やはり多忙であることは否めません。

実のところ、数十年前から比べれば、医師が患者と向き合おうとする姿勢は、かなり変わってきています。しかしいまだに、両者の意思疎通がうまくいかず、患者が不安に感じたり、感情的なしこりが残ったりするケースがあります。これも、また現実です。

ところが、このコミュニケーションの問題は、お互いの立場の違いによる、ちょっとした認識のズレが原因で起きている場合も多いのです。

医師と話をする際に、心に留めておいていただきたいことを3つお伝えしましょう。

①医師は、限られた時間で診察しなければならない。

忙しい外来で、どの先生も必死に努力されているのですが、ひとりの患者に対する診察時間は限られています。

その中で、医師は治療方針を決めていかなければなりません。最近は変わりつつあるものの、医師が「答え」を提示して説明し、患者の同意を得て治療が進むことも少なくありません。

短い時間で対話していくのですから、診察を受ける側も、なるべく時間をかけず質問や希望を伝えるために工夫が必要です。あらかじめ、自分の状況や知りたいことを整理してメモしておき、簡潔に伝えましょう。

「仕事を続けられるか」「○月に旅行していいか」「ときどき、息切れがするが大丈夫か」などと箇条書きにして、聞きたいことの優先順位を決めておくことも大切です。そうしておけば、もし話しにくいと感じる場合も、「これだけは聞いて帰りたい」と思うことを質問して答えを得ることができます。

医師の説明でわからない用語があれば、遠慮せず確認しましょう。パンフレット等に書かれた内容であっても、不明点や疑問があれば、そのつど医師に聞いてかまいません。

基本的なことですが、まず診察室に入ったら、きちんと挨拶を交わしましょう。

「先生、こんにちは」「今日はよろしくお願いします」などの一言があるだけでお互いの緊張がゆるみ、コミュニケーションがスムーズに進みやすくなるはずです。

また、経済的な不安や感情のケアなどは、先ほどお話ししたがん相談支援センターや、病院内のソーシャルワーカーが専門です。

医師に具体的な状況を長々と説明するよりも、要点を手短に話し、「経済面の相談をしたいんです」「気分が安定しないのでカウンセリングを受けたいのですが」などと希望を伝えて、病院内、あるいは病院外の関連する専門機関を紹介してもらうといいでしょう。

②さまざまな性格や考え方の医師がいる。

私たちは誰しも人それぞれに個性があり、コミュニケーションのパターンがありますが、医師も同じです。患者の話によく耳を傾けてくれる親しみやすい医師もいれば、患者との会話に重きを置かないタイプの医師もいます。

以前、浮かない顔をしたある男性に、こんな相談をされました。

「診察のとき、主治医がそっけなくて、自分と目すら合わせてくれないんですよね。あの先生に、これからの治療を任せていいか不安です」

質問もしづらいと、悩んでいらっしゃるご様子です。

しかし私は、前にたまたまその医師の話を耳にしたことがあったのです。その先生は口下手で、患者さんとのコミュニケーションがうまいとは決して言えないものの、がん治療の腕には定評がある方でした。

もちろん、その情報を直接お話しするわけにはいきませんが、医師の性格と能力は違うことをお伝えして、その病院の実績をきちんと調べてはどうかとお勧めしたのでした。

確かに、医師と十分に話ができないと不安に思うのも無理はありません。

しかしこの例のように、医師としての能力とコミュニケーション力が比例していない場合もあるものです。それがわかっていれば、医師の態度が少々ぶっきらぼうでも「この人は大丈夫だろうか」と不信感を抱かずに済むでしょう。

医師の能力を知る目安が、病院の実績、つまり、病院が手がけた手術件数です。自分と同じ種類のがんや病気の症例数が多ければ、それだけ実績が高いということです。（ほとんどの場合、インターネットで調べることができます）

実績の高さはそのまま、その病院に勤める医師全体の治療水準の高さにつながります。

安心していただきたいのですが、現在、ひとりの医師が単独で患者の治療方針を決めることはありません。

多くは、キャンサーボードという会議が開かれ、診療科をまたいだ複数の医師の他、薬剤師やケースワーカー、看護師などが集まって協議します。病院の中で多職種の専門家がチームを作り、患者の治療にあたるのが一般的なのです。

とはいえ、医師と患者の相性もありますから、不幸なミスマッチがまったくないとも言い切れません。

あくまでも、治療の主体者は患者自身です。セカンドオピニオンを取るのはもちろんですが、どうしても不安がある場合は、転院を視野に入れて検討するのもよいでしょう。

③「医師の伝えたいこと」と「患者が言いたいことや聞きたいこと」にズレがある。

手術や初期治療が一段落して、経過観察の時期に入ると、医師の「伝えるべきこと」が最初の頃に比べるとグッと少なくなります。検査結果で大きな問題がなければ、病態が安定していると考えるため「言うべきこと」がないのです。

しかし患者側としては、体調の不安や生活する上での困り事がある。

でも、何から話していいかわからずモタモタしていると、こんな会話で診察が終わることになります。

「経過はいいですね」「はい。とりあえずは……」「では、次の予約は、○カ月後で大丈夫ですよ」。そして診療は数分で終わり、患者は診察室を出たあと、ずっとモヤモヤを抱えることになる……。こういったことを避けるためにも、診察前に、「伝えたいこと」「質問したいこと」を考え、ポイントをまとめておくことが大事です。

”小さな不安や質問でも、まず伝えてみる“

以前、こんな方がいらっしゃいました。

「私としては一生の問題だから、少しでもいい治療を受けたいと思って、海外の文献を調べて最新の治療法を提案したんです。でも、まったく聞き入れてもらえなくて」と悔しそうにおっしゃるのです。

このような場合、医師が患者の提案を受けつけないのは、検討するのが煩わしいからではありません。最善の治療方針が明確に決まっていて再考の必要がないからです。

そんなとき、患者側が納得するように話してくれる医師もいれば、「素人」があれこれ口出しするのを迷惑だと思うタイプもいるわけです。それを「あの先生は、何も勉強していない」と決めつけるのは早計だということも、覚えておいていただくといいかもしれません。

このようなパターンとは別に、漠然とした不安はあるが、何を質問していいかわからない場合もあると思います。

そんなときは、その気持ちを人に話すだけでも整理ができ、聞きたいことが見えてくるものです。また、自分の気持ちを紙に書き出してみるのも役立ちます。

ある女性は人に相談することに苦手意識がありましたが、不安を少しでも減らそうと決め、細かなことであっても医師に質問し、要望を伝えたそうです。

医師もそれに応じて、事前に手術室の見学もさせてくれたといいます。不安や質問があったら、ささいなことでもまずは伝えてみる。この姿勢を大切にしてください。

あなたの体は、あなたが主役です

ご自身の思いを医師に伝えるよう勧めると、「先生に自分の希望を言うのは、気が引けます」と遠慮される方がいらっしゃいます。

しかし納得いく人生を生きるために、自分の意思をしっかり伝えている方たちがたくさんいるので安心してください。

乳がんの手術をしたNさんに、リンパ節転移が見つかったときのことです。

医師は、化学療法（抗がん剤の投与）と放射線療法の両方を提示しました。

すでに仕事に復帰していたNさんは、さまざまな情報をリサーチ。その結果、化学療法では体力がもたないと考え、放射線療法だけにしたいと相談したのです。医師は、「再発の危険性を考えると化学療法は必須である」と言い、家族もまたそれを勧めました。

しかしNさんは、自分の生き方として、仕事に差し障りが出るのはやはり嫌だと考えました。そして希望通り、放射線療法のみを選択し、自分のペースで働きつつ治療を続けていらっしゃいます。

治療方針は、最終的には主治医が判断します。しかしこのように、自分の希望を伝え、後悔のない治療を選択することはできるのです。

いったんは、抗がん剤治療を始めたけれど、どうしてもつらいからと治療の中止を願い出た方もいます。

医学的に見て、あなたの体の状況を一番把握しているのは主治医ですが、自分の体をもっとも知り尽くしているのは、あなた以外にいません。我慢できないほど苦しいのであれば、そのことをきちんと伝えていいのです。

また、思い描く将来像があれば、遠慮なく話してください。

なぜなら、あなた自身の体は、あなたが主役だからです。

そして、あなたの人生は、あなたが主役だからです。

”「どう生きたいか」を考えると、納得いく治療を選択できる“

不妊治療の検査で子宮頸がんが発覚したEさんは、治療によって子どもが産めなくなる可能性があることを知り、大きなショックを受けました。

しかし、ご主人の勧めもあってマギーズに来られ、がん経験者と話をするうちに、少しずつ前向きな気持ちを取り戻されました。そして、妊孕性《にんようせい》（妊娠する力・妊娠を維持する力）を温存できる治療法を選びたいと考えるようになりました。

ところが、最初にかかった大学病院では、子宮の全摘手術を勧められます。戸惑っていると「ご自分の命を一番に考えてください」と言われてしまいました。

それでも、あきらめられなかったEさんは、ご夫婦で話し合いを重ね、がん患者の出産例やがん患者の妊孕性に理解のある病院を調べたそうです。主治医に相談すると、ある手術法で子宮が温存できることがわかりました。主治医に相談すると、その術式が得意な病院をいくつか紹介してくれるとのこと。

Eさんは、新しい病院とがんについて理解のある不妊治療クリニックを同時に探しながら、最善の道を探しました。

もちろん、迷いや不安は大きかったといいます。

「これだ」という病院が見つかり手術が決まったあとも、本当にこの選択でよかったのか、眠れない日々もあったそうです。しかしそれでも、「子どもを生む可能性が少しでも残せるなら、やれることはやっておきたい」、そんな思いがEさんを支えました。

幸いにも、手術は成功。その後、さまざまな紆余曲折はあったものの、今は、半年に一度のがん検査を続けながら、妊活を始めていらっしゃいます。

「正直なところ、自分の選択が正しかったかどうかはわかりません。でも、やれることはすべてやったという気持ちが強いので後悔はしていません。今、妊活のスタートラインに立てていることが嬉しいです」とおっしゃいます。

医療の現実をお話しすれば、さまざまな事情があり、実際にはEさんのようにご自分の望む治療が叶わない場合もあります。

またEさんのケースもスムーズに進んだわけではありません。望みに沿った治療方針を決めるためには、自分から医師に希望を伝えて情報を引き出す必要があったといいます。さらに、不妊治療クリニックとがんの主治医それぞれに、そのつど状況を説明しなければなりませんでした。

しかし、「できることはすべてやった」「言うべきことは伝え切った」という思いがあれば、結果はどうあれ、それを受け止めて、自分の人生の主役として生きていけるのではないでしょうか。病を得て、迷いながらも、自分らしく生きようとされている多くの方々を見ていてそう思います。

医療界も、今、変わりつつあります。先ほどお話ししたように、これまでは専門知識をもつ医師が治療方針を提示し、患者が同意するという流れが主流でした。しかし現在では、治療は、医師と患者の共同作業だという認識が一般化し始めています。

医師はまず、病気の特性、治療効果とリスクなどの情報と、自身の見解を患者にシェアする。

その後、患者の希望や事情をきちんと聞く。その上で、お互いの意見を調整し、両者の合意をもとに方向性を見出していく。

このスタイルがスタンダードになりつつあります。

専門家である医師が一方的に治療するのではなく、患者自身も能動的に、ともに病に立ち向かっていく医療。医療者が提供できる治療と、患者ができる生活改善などの努力とをすり合わせて治癒を目指す医療。

一言で言えば、「当事者参加型」の医療が台頭してきているのです。

さらに医学教育でも、患者とのコミュニケーション力の育成が重要視されるようになりました。

新しい教育を受けた若い医師たちが、現場で経験を積み重ねていくまでには時間がかかるかもしれません。しかし確実に、医師と患者との関係は変わり始めています。

その根幹をなすのが、「医療側と患者は、最善の治療をともに作り出していくパートナーである」という意識です。ですから、共同創造者として患者側も臆することなく、積極的に自分の意思を伝えていいのです。

治療の窓口になってくれる「かかりつけ医」をもちましょう

もし「上手な医療のかかり方」があるとしたら、「あなたの人柄や暮らしの背景をよく知った上で寄り添い、冷静な意見をくれる医学知識をもった相談相手を確保すること」と言ってもいいかもしれません。

その候補として、望ましいのが「かかりつけ医」です。

日本医師会では、かかりつけ医について次のように説明しています。

健康に関することを何でも相談でき、必要なときは専門の医療機関を紹介してくれる、身近にいて頼りになる医師。

まさにその通りで、地域に根ざし、親身になって話を聞いてくれる医師の存在は、健康に歳を重ねていくためにも、万が一のときのためにも大きな支えになります。

ヨーロッパでは、地域ごとに「家庭医」が指定され、まずそこを受診してからでないと大きな医療機関は受診できないしくみになっている国が少なくありません。

信頼できるかかりつけ医がいれば、いざ大病院での診察が必要となったときに、安心してその医師から紹介された機関を受診できます。

かかりつけ医をもつ一番のメリットは、ささいなことでも気軽に相談や質問ができることでしょう。

たとえば、がんの治療中に血液検査を受けたとします。

診察で検査結果の説明を受けたところ、がんに関する数値に問題はなかったものの、腎機能が落ちていることを医師に指摘された。しかし具体的なコメントはなく、自分としては悪い予兆なのではないかと気になった。もっとくわしく教えてほしいと思ったが、あっという間に診察が終わり、何も聞けなかった。

そんなとき、かかりつけ医に検査データを見てもらえば、持病や体質も含めて総合的に判断したコメントがもらえます。

”身近に「いざというときに頼れる専門家」を作る“

補足すると、がんの主治医はがん以外の疾病に関しては専門外のことが多いため、他の持病があっても十分な対応ができないケースがあります。その場合にかかりつけ医がいれば、がんの経過を話して細かなことも相談しながら、総合的に治療を進めていけます。

さらに、大病院では医師が数名のチームで患者を診るため、担当医の顔ぶれが変わることもまれではありません。

新しい人間関係を作るのが苦手な方は、医師が変わるたびにストレスを感じてしまいます。「慣れない医師には言いたいことを言えない」と、悩む方もいらっしゃいます。そんなときに、気楽に話せるかかりつけ医の存在は貴重です。

かかりつけ医との信頼関係があれば、どんな病気であってもトータルで診てもらえ、気が済むまで相談できるのです。

あなたには、いざというときに頼れるかかりつけ医がいるでしょうか？

もし、適当な顔が思い浮かばなければ、インフルエンザの予防接種や自治体の検診などを受ける際に、候補になりそうな医師を探してみるといいかもしれません。

2章では、医師や病院とのつきあい方についてお話ししてきました。

最期に、あなたが主体者となって、医師をはじめとする医療チームと共同作業でよりよい治療体制を作り上げるために、大切な基本姿勢をお伝えしたいと思います。

それは、お互いにリスペクトし合い、対話しようとする姿勢です。相手を専門家として尊重し、同時に自分もひとりの人間として尊重してもらう。そういった思いをもって接していけば、医療者とより深い信頼関係を築きやすくなり、スムーズにコミュニケーションしていけるでしょう。

もちろん、治療を進めていく中では、時には意見の食い違いがあり、緊迫した場面も出てくるかもしれません。しかし、どんな局面であっても、相手に対して敬意をもつ。この姿勢を忘れなければ、たとえ意見が食い違うことがあっても感情的にならず、対話を重ねて、お互いが納得いく方向を見出していけるはずです。そして、率直な意見が言い合えるフラットな関係が築けるのではないかと思います。

これは、ひとつの理想論かもしれません。

しかし、今後の医療をよりよく変えていくために、何より自分自身が納得できる治療を受けるために、とても大切なことだと感じます。

そのために、医療を受ける側として準備できることがあります。

自分自身が正しい情報にアクセスして、自分の病気について正しく把握しておくこと。また、自分の体の状態や希望、知りたいことなどを伝えられるようにしておくこと。

そうすることで、自分自身が主体者となって、本当に望む医療サービスを選択していけるでしょう。

第3章

不安から自分を取り戻す

厳しい状況に立たされると、私たちの心には、
さまざまな感情や思いが湧き上がります。

その中でも、もっとも人を悩ませるのは「不安」かもしれません。

「これから、どうすればいいのだろう」

「自分にできるのだろうか」

「もっと悪くなったらどうしよう」……。

いくら払拭しようと思っても、
不安は次々に湧いてくるものです。

しかし、不安を打ち消そうとする必要はありません。

不安とうまくつきあい、

心のバランスを取っていくことができればいいのです。

むずかしいことが必要なわけではありません。

たわいもないおしゃべりができる相手や

ホッと息をつける場所が

不安を溶かし、リラックスさせてくれます。

そして、自分らしさを思い出させてくれます。

大きな不安に襲われても、必ず抜け出せるときが来ます

多くの方が、病気の告知を受けたときの様子を、擬態語で表現されます。「オロオロしてしまって」「どーんとショックを受けて」「ザワザワが止まらなくて」

気持ちの整理がつかず、自分が何に戸惑っているのかもわからない。そんな心の状態が生々しく伝わる言葉です。

「急に周囲がモノクロの世界になり、自分だけがポツンと取り残されてしまったようだった」「ドラマのワンシーンのように、雑踏の中をひとりきりで歩く自分が

浮かび、助けてくれる人は誰もいないと感じた」

恐怖に身がすくんで、孤独を感じる自分をこのように説明される方もいます。

あるとき、乳がんの告知を受け、手術日を決めてきたという若い女性が、そのお話を伺うと、検査結果を見せられて説明を受け、手術の日程を提示されたので、混乱していたけれど急かされるような思いで手術承諾書にサインをしたとのこと。

帰り道にマギーズに立ち寄られました。

多分、病院では気丈にふるまっていらっしゃったのでしょう。話をするうちに緊張の糸が溶け、「本当は、手術は嫌なんです」と涙がポロポロあふれてきました。

ゆっくりお話を伺ってみると、状況が見えてきました。

医師は手術を無理強いしたわけではなく、最適の治療法だという説明もきちんと受けている。がんは、まだ十分に治療可能な段階で、ご本人に治りたいという気持ちもある。

では、なぜ手術を受けたくないのかというと、女性は、子どもの頃に乳がんで母親を亡くしていたのです。当時の思い出がよみがえって、手術に対する強い拒否感と恐怖を引き起こしていたのでした。

私はときどき相槌を打ちながら、女性の気持ちを聞きました。その中で、治療方針は医学的に見て妥当な判断だと思うとだけお伝えしました。

1時間半くらい話をしたでしょうか。女性は最後に顔を上げ、「自分で決めるしかないですよね」と言って帰られました。

彼女から電話がかかってきたのは、数週間後のことです。

「今日、入院しました。明日が手術です」と、しっかりした声で報告してくださいました。時間をかけてお話を伺ったことが、心の整理につながったのだろうと思います。

検査結果は、ほとんどの場合、医師から淡々と伝えられます。そしてすぐ、病状や今後の見通し、治療の段取りについての説明が始まり、患者は呆然として、その説明を受けることになります。

もちろん医師は、患者の反応には配慮します。しかし、限られた時間の中で説明をしなければなりません。聞く側は、戸惑いを抱えたまま、どんどん話が先に進んでいくように感じてしまいます。

しかし、心にうずまく思いを誰かにしっかり受け止めてもらえれば、人は自分自身を取り戻せます。

逆に言えば、自身の気持ちに折り合いをつけ、納得のいく選択をして前に進むには、心の中にあるさまざまな思いをいったん吐き出さなければむずかしいのです。

とはいえ、診察室でその作業をする時間はありません。でも、ほっとできる場所や落ち着ける場所、自分らしくいられる空間に身を置けば、気持ちを落ち着けて自分の心の中を振り返ることができます。

また、家族や信頼できる相手に気持ちを受け止めてもらって落ち着く方もいます。

”暗闇から抜け出すためのステップ“

乳がん手術と抗がん剤治療を終え、今は仕事に復帰しているMさんは、がんだと宣告されたときが一番つらかったといいます。

当時39歳だったMさんは、中学2年生の息子さんを育てるシングルマザーでした。

「どのくらい生きられるのだろう。仕事や子どものことはどうしよう」と動揺し、目の前が真っ暗になったそうです。

帰宅後、Mさんは、がんについて正直に息子さんに話しました。

すると、息子さんは「大丈夫だよ」と抱きしめてくれたのだそうです。

まさか、思春期の息子がそんなことをしてくれるとは思わず、驚きと嬉しさでMさんは胸が熱くなりました。そして、その言葉に勇気づけられ、「この子のために絶対に死ねない！　生きようと思いました」と前向きになれたそうです。


心を開いて話せる相手が近くにいない場合は、2章でお話ししたように、がん相談支援センターなどの機関も利用できます。

また、混乱している気持ちをそのままノートなどに綴ってみるのもいいでしょう。まとまっていなくてもいいので、どんな形であれ、いったんすべて吐き出すことが大切です。

そうすれば、一時的にはパニックになっても、少しずつ心の波は穏やかになっていきます。やがて気持ちが整理され、これから先、どんな道を選んでいけばいいのかを考え始めることができます。

マギーズでは、がん経験者104人の方にウェブアンケートを実施し、告知直後に何をやるべきか、そして、納得いく治療をするにはどうすればいいのか、ご自身の体験に基づいた貴重なアドバイスをいただきました。

がんを受け入れて生きていくステップは、大きく3つに分けられます。

①落ち着く、②向き合う、そして、③前に進む、です。

①落ち着く——まず心を落ち着かせ、冷静になります。

告知を受けると誰もが混乱し、「まさか、自分が」とショックを受けます。それは当然の反応ですから、まずは冷静になることが大切です。「深呼吸した」「自分に対して、強くなれと言い聞かせた」という方もいらっしゃいます。

「家族や友人など大切な人に伝え、温かい言葉や励ましをもらい、心強かった」という声も多数ありました。ただし、伝える際には、自分の気持ちを大事にしてください。無理のないタイミングで、話したい相手に話しましょう。「仕事はあわててやめなくていい」「迷惑をかけてはいけないと思い仕事をやめたが、後悔した」という回答もありました。

1週間で3割以上、1カ月で6割以上の方がショックから立ち直り、前向きな気持ちになれたと答えていらっしゃいます。

②向き合う――治療の情報を得て、がんと向き合っていきます。

自分自身の気持ちと向き合い、どう生きていきたいかをイメージして、治療のための情報を集めていきます。ノートを作り、「1年後どうなっていたいか」「今後何が欲しいか」などを書いて指針にしたという方もいらっしゃいます。

あわせて、治療法のメリットとデメリット、治療にかかる期間などを把握し、セカンドオピニオンを取ることも検討します。会社の福利厚生や生命保険、行政や自治体などの使える制度を確認することも大切です。

③前に進む――治療を選択し、治癒に向けて前進していきます。

自分の希望や状況を把握した上で、納得いく治療を選び、治癒に向かって進んでいきます。この過程で、がんと闘う仲間との出会いや、人間関係のつなぎ直しが起こり、新たな人生が始まったと感じる方もいらっしゃいます。

職場と相談して新しい働き方を模索したり、体力作りをしたりして、次の人生を構築していきます。前からやりたかった習い事を始めたり、それまでの趣味だったゴルフやテニスが続けられるように体を動かしたりするなど、気分転換をかねてアクティブに動いている方がおおぜいいらっしゃいます。


こうして書くと、がんとともに進む道のりは長く、また厳しく見えるかもしれません。

しかし多くの方たちが、その道を見事に歩き続けられています。その道を伴走させていただいていると、たとえ病を得たり、ハードな局面に立たされたりしたとしても、人間は自分らしく生きていく力をもっているのだとつくづく感じます。

「そういえば」と過去を振り返れたとき、人は前進できます

マギーズで私たちが伺っていくのは、病気の話ばかりではありません。

その方がどんな人生を歩んでこられたのか。

これから、どんな日々を送ろうとしているところだったのか。

マギーズに足を運ばれるまで、どのような思いでがんと向き合ってこられたのか。ご本人が望まれる限り、じっくり聞いていきます。

「本当に今まで、苦労してこられたのですね」「それは、大変なご経験でしたね」と、私たちはときどき相槌を打つだけです。そして、必要に応じて、医学的な情

報や治療の助けになる情報をお伝えします。

お話を伺っていると、それまでうつむいていたその方の顔が、スッと上がる瞬間があります。

「これから先、自分がどうなるか不安でたまらない」

「主治医が自分の話を聞いてくれない」

「あのとき、別の病院に変えていればこんなことにはならなかった」

そんなお話に耳を傾けているうちに、伏せていた目がふと上を向くタイミングがあるのです。その後、必ずおっしゃるのが、「そういえば」という言葉です。

「そういえば、昔も○○なことがあったけれど、ちょっと冷静になったら、うまく交渉できました」

「そういえば、あのときは、けっこう前向きに乗り越えられたんです」

「そういえば、前に母親が○○と言ってくれました」

「そういえば」のあとに続くのは、たいていい過去にうまくいった場面や、自分の力を使ってよい変化を起こせた経験です。自分の強みや周囲の人からもらったポジティブな働きかけを思い出される方もいます。

このような言葉を聞くと、「ご自身を取り戻し始めた兆しだな」と、ホッとします。

そんな力強い言葉が聞けるのは、自分の中にある思いを、とことん外に出したあとのことです。溜め込んでいた気持ちを思い切り吐き出すことができれば、感情の奥にあった自分自身の力を思い出せます。

そうすると、ふとしたタイミングで目線が上がり、「そういえば……」とおっしゃる。そして最後には、たいてい「こんなにたくさん話したのは、本当に久しぶりです」と言われます。

自分の思いや不安、そしてこれまでの人生を丸ごと肯定してもらった。そう感じられた瞬間、私たちには安心感が生まれます。その安心感が、一歩を踏み出す力となるのではないでしょうか。

”どんなときも、未来は「真っ暗」なわけではない“

人生の一大事が起きたときに、動揺したり混乱したりするのは当然です。もし、心配や怖れ、将来に対する心もとなさに支配されそうになったとしたら、これまで歩んできた道を思い出してみてください。

過去の道のりを見ると、何かしら「あのときは苦労したな」と思うことがあるはずです。しかしあなたは、その苦労を乗り越えてきました。そうでなければ、今のあなたは存在していません。

たとえ、後悔や不満が残っていたとしても、困難を乗り切ったことに変わりはありません。たとえば、「トラブルにフタをしたまま、当時をやり過ごした」「途中で逃げ出したことを悔やんでいる」といった状況が過去にあったとしても、そうやって自分を守ってこられたからこそ、今があるのです。

過去への後悔は、どんな人生にもついて回るものです。しかし視点を変えれば、悪戦苦闘しながらであっても、私たちはトラブルやアクシデントで潰れることがなかった。だからこそ、今まで生きてこられたのです。

苦難を乗り越えた経験は、すべて自分の力となって眠っています。

それが見えてくれれば、自分は病人である前に、長い人生を生きてきたひとりの人間なのだと思い出し、これからも未来が続いているのだと気づけます。

そして待っている未来が、決して真っ暗なものではないことに気づき、前に進んでいけます。

そうすれば、万が一、残された時間が限られているものであったとしても、その未来は「真っ暗」ではなくなるのです。

何気ない雑談を通して、心はゆっくり開いていきます

マギーズで、利用者とスタッフが、あるいは利用者同士が、雑談しているのはよくある風景です。何も知らない方がその様子を見たら、友人同士が普通に談笑していると思うかもしれません。

そんな本質とは関係のないおしゃべりの中から、その方の人柄や大切にしている思い、そして、心の奥に秘めていた悩みが浮かび上がってきたりします。

たとえば、「今日は見学だけにします」とおっしゃる方をご案内し、お茶をお出しして、ソファに横並びに座って雑談を始めます。

窓の外の景色をゆっくり眺めながら、季節やお天気の話題を糸口にして語らいを重ねていく。その中で、「見学だけのつもりだったんですけど、実は……」と、それまで誰にも打ち明けられなかったことを話し出されることも少なくないのです。

無理をすることなく自分の不安や痛みに向き合い、癒やしていくために、一見とりとめもない会話が力になる。マギーズで繰り返されているやりとりはそのことを教えてくれます。

人と人との深いコミュニケーションは、さりげない雑談から生まれる。

私はこれを、訪問看護師時代に学びました。

その方の体調や病態のみを見ているだけでは、限られた時間の中で看護しながら、本当に必要なケアを見極めていくことはできません。

ですからお宅に伺って、血圧を測ったり体を拭いて差し上げたりしながら、「もうすぐお彼岸ですね」「今日は、さわやかなお天気ですよ」などと話しかけていきます。

あるいは、部屋にある本や絵などを見て、「お好きなんですか？」と伺い、話のきっかけにすることもあります。

そうしていくうちに相手の心がほぐれて、会話が生まれていきます。

そんなプロセスの中で、その方の人となりや日常を理解しながら、ニーズや問題を見つけ、お互いの信頼関係を築いていくのです。

“たわいないおしゃべりの時間が、安らぎをくれる”

しかし、病院やふだん生活している場所で、ゆっくり話せる環境が整っているかというと、そうではありません。

悩み事があっても、「心配をかけたくないから」「面倒がられるのは嫌だから」と、家族や友人にさえ遠慮して本心を話せない方が多くいらっしゃいます。

中には、病気の話をしたら「気が沈むから、もうその話はやめて」ととがめられ、何も言えなくなったという方もいらっしゃいました。

そういった方でも、たわいもないおしゃべりができる気のおけない話し相手がいれば、ただそれだけで気持ちが安定します。そうすれば心に余裕が出て、治療や生活の中で、それまでバラバラに見えていた問題を自分自身で整理し直し、解決の道を探っていけるようになります。

また、ふだんは深刻な話をしなくても、いつも親しくつながっている相手は、いざ問題が起きたときに助け合える心強い存在になるのです。

さらに、ふとしたつぶやきや語らいから、困り事や悩みに関する情報が得られることもあります。

しかし、そんな関係はすぐにはできません。日頃から準備が大切です。

気軽によもやま話ができる相手や、忙しい日常から少し離れてのんびりお茶でも飲みながら会話を楽しむ時間を大事にしましょう。

趣味のサークルやボランティア活動の場、学びの場、行きつけの店など、何でもいいのです。自分が無理せず、「出かける場所」「つながれる場所」を意識して見つけておくとよいでしょう。

安心できる空間が、生きる力を思い出させてくれます

イギリス、マギーズセンターの創始者、マギー・K・ジェンクスさんのがん転移がわかったときのことです。

平均余命が3、4カ月と告げられ、絶句しているマギーさんに、医師は「すみませんが、患者さんがおおぜい待っているので、廊下に移動していただけますか？」と申し訳なさそうに言ったそうです。マギーさんはこのときのことを、「自分はちゃんとものが考えられる人間なのに、そうではないように扱われた気がした」と書いています。

彼女は、病院や自宅以外の場所でがんと向き合うために、心ゆくまでくつろいで自分自身を取り戻す空間が欲しいと強く思いました。そして、がんに直面したとき、自分と同じような思いをする人が他にもたくさんいるだろうと考えました。ゆったりと安心できて、誰に遠慮することなく自分と向き合い、知りたい知識をくれる専門家が友人のように話を聞いてくれる。

そんな空間が必要だと考えたことが、マギーズセンター誕生のきっかけです。

イギリス内に22カ所の他、香港、バルセロナ、東京にあるマギーズセンターは、自然光が入るオープンな空間であること、安全な庭があること、セラピー用の個室があることなど、いくつかの条件が定められています。どれも、利用者にとってマギーズセンターが「第二の我が家」になるように、という意図が込められたものです。

またマギーズセンターは、がん患者だけでなく、過去にがんを経験した方、がん患者の家族や友人、医療関係者、がんに関して知りたいことのある方など、さまざまな方に開かれています。その方たちが、いつでも好きなときに訪れて好きなだけ過ごせ、「ひとりの人間」としてホッとできる第三の場所、サードプレイスを作りたい。それが、マギーさんの思いだったのです。

東京の豊洲にあるマギーズも、木の香りが漂う居心地のいい空間です。四季を身近に感じられる庭があり、折々に吹くそよ風を感じながら散歩することもできます。

マギーズに来られた方には、「ミート&グリート」というボランティアスタッフがお声かけし、「どこでもお好きなところにお座りください」とご案内します。大きなテーブルの椅子に座られる方、奥のソファを選ばれる方、思い思いの場所で、自由に座ってくつろいでいただくのがマギーズのスタイルです。

お茶やコーヒーをお出ししたあとは、ご様子を見てお声かけしますが、おひとりで過ごされたいようなら、そうしていただきます。来所の目的やご本人の状況を、無理やり伺うこともありません。

皆さん、本を読んだりボーッとしたり、居合わせた人とおしゃべりしたりして、お好きなように過ごされています。

お友達との待ち合わせ場所にされる方もいれば、「相談事があるわけではないけれど、なんとなく」と定期的に足を運んでくださる方も何人もいらっしゃいます。「家族や友人以外の人に思いを聞いてほしくて」と訪れてくださる方もいます。

「わざわざマギーズまで来られる方は、きっと長く話し込んでいかれるのでしょうね」と、ときどき聞かれますがそうでもありません。

もちろん、積もりに積もった思いを話すうちに3時間経っていたという方も、ときにはいらっしゃいます。でもたいていの方は、1時間もお話しされれば肩の荷を下ろされるようです。表情が柔らかくなって一息つかれます。

半日ほど過ごされる方も、ひとしきり思いのたけを話して、ご自身に必要な情報を受け取ると心が落ち着くようです。そのあとは、リラクセーションプログラムに参加したり本や資料を読んだりしながら、それぞれにくつろいでいかれます。

こんな具合に、胸に溜まって心を重くさせている思いも、言葉にしてみれば、ほんの1時間で吐き出せるのです。モヤモヤした気持ちを言葉にすることの大切さを感じます。

しかしはじめから、聞きたいことや話したいことがあって、マギーズに来られる方ばかりとは限りません。自分が何に戸惑っていて、どんな気持ちでいるのかわからない状態で来訪される方もたくさんいらっしゃいます。

あるとき、男性がひとりでフラッとお見えになりました。まだ30歳前後のお若い方です。

スタッフとの会話を聞くともなしに聞いていると、お母様が、がんになったとのこと。「母もさることながら、今の状況に対する父親と妹が心配だ」と、繰り返しおっしゃっています。とはいえ口調からすると、どう見ても本心から、そう話されているようには思えません。ご家族ではなくご本人自身が不安だから、足を運ばれたのだとわかります。

スタッフもそれに気づいているはずですが、もちろん指摘するようなことはありません。ときどき相槌を打ちながら、お話を伺っているようでした。

しばらくやりとりが続き、男性は、最後にこうおっしゃって帰られました。

「妹をここに連れて来ようと思って、今日は下見のつもりで来たんです。でも結局は、自分が一番心配だったのかもしれません。自分のためにも伺ってよかったです」

不安と向き合うには、「サードプレイス」が必要

がんとともに生きる過程では、治療中や予後も含めて、それぞれの段階で怒りや不安、やり切れなさやいらだちが湧いてきます。それは、ご家族ががんになったときや大切な方をがんで亡くされたときも同じです。

また、人生がうまくいかないときやショックな出来事に見舞われたときも、私

たちはやり場のないストレスやプレッシャーを抱え込みます。

しかし、日々必死で生きていると、その苦しさに、自分自身で気づけないときもあるものです。

たとえ気づいていたとしても、必死になって心の痛みを抑えなければ日常に支障をきたすときもあります。

そんなとき、日常の自分から少し距離を置ける場所、心のよろいを脱いでホッとできる場所があれば、その苦しさが癒やされ、「本当の自分」が戻ってきます。

そして自然に、自分自身の本当の気持ちに気づいたり、悩みへの答えを見出したりしていけます。

しがらみのない相手に、自分の話を落ち着いて受け止めてもらえる空間。

誰にも気を遣うことなく安心して過ごせる居心地のよい空間。

そんな環境に身を置けば、抑え込んでいた素の自分が息を吹き返します。

すると、また歩き出す気力が復活します。我が家でも病院でも職場でもないサードプレイスが、生きる力を引き出していくのです。

病気について対話の相手が必要なら、病院や公共施設に相談センターなどの専門機関が設置されています。検索したり窓口に問い合わせたりしてみてください。

ひとりでゆっくり過ごしたいときには、お気に入りのカフェや喫茶店、散歩コースの途中にある公園のベンチなどで、その場所に座ったときに見える景色や聞こえてくる音、雰囲気などを感じてみましょう。

肩の力を抜いてフーッと深い呼吸ができる場所、日常の心配事をいったん脇に置き、ありのままの自分に戻って心がのびやかになれる場所。そんなサードプレイスを探してみてください。

人生の試練は、人間関係の見直しという「ギフト」を与えてくれます

製薬会社に勤めていたKさんは、40代で精巣腫瘍の告知を受けた直後、自分が、大海原で溺れそうになっているような感じがしたそうです。「助けて!」と叫んでも何もつかまるものがない。そんな恐怖と絶望感、悔しさに襲われたといいます。

でも治療を始めた彼は、意外なことに気づきました。

たったひとりだと思っていた自分の周囲には、支えてくれる人たちが何人もいたのです。

家族はもちろん、家族同然につきあってきた親戚たち。小学校時代からの親友

グループ。そして、職場の仲間。

職場では、がん治療に入る直前の出社日に仲間が壮行会を開いてくれ、また入院中も折に触れて、上司や同僚、友人たちが訪ねてきてくれたそうです。

それぞれの交流が、自分にとっての緩和ケアになったとKさんは教えてくれました。


がんになるのは、もちろん喜ばしいことではありません。

しかしKさんのように、がんをきっかけにして多くの方が、それまでの人間関係や人生を振り返り、周囲とつながり直していきます。

それは、ひとつの贈り物、がんからのギフトでもあると思います。


胃がんが発覚し、30代で胃を全摘出したBさんは、父親として何もできないいま、幼い子どもを遺して死んでしまうのかと、不安と怖れでいっぱいになったといいます。

治療やリハビリに専念するBさんを支えてくれたのは、地元のつながりでした。近所の知り合いや同級生、先輩、後輩たちから、体調への気遣いや励ましの声かけをもらい、勇気づけられたそうです。

仕事に復帰した今では、その方たちと家族ぐるみでランチに出かけたり、知り合いのお店に飲みに行ったりすることもあるとか。

それまでは、仕事で忙しく交流のなかった人たちと、がんをきっかけに縁ができたことは、これから生きていく上で大切な宝物になるとBさんはおっしゃいます。

お2人は、がんになったことによって、はからずも、それまでの人間関係をもう一度つなぎ直すことになりました。孤独だと思っていた自分が、実は、豊かな人間関係に恵まれていた。そう気づいて、どれほど心強かったでしょうか。

自分には、頼れる家族もいなければ、心を開ける友人もいないとおっしゃる方もいます。また、「人に気を遣うより、孤独でもひとりのほうが気楽」と、ひとりでがんを乗り越えていく道を選ばれる人もいらっしゃいます。それもまた、ひとつの生き方です。

そのような方たちも、闘病が始まると、主治医や看護師、心理療法士、薬剤師などの医療者との関係が生まれます。それらの新しいつながりは、治癒への道の心強い存在です。

Aさんは、乳がん治療のセカンドオピニオンを聞きに行った病院の女医さんから、こう言われたそうです。

「がんになって人生観は変わっても、人生は変えないで。今の時代は、がんでも元気に生きられるのだから。仕事もプライベートもあきらめない生き方を、同じ病にかかった次の人に示すことがあなたの役目よ」

当時39歳だったAさんは、「先生がそう言うなら、私が示していかなければ」と、強く感じたと振り返ります。

抗がん剤治療を始めてつらかったときや周囲の視線が気になったときにも、女医さんの言葉を思い出して、「私らしく、今を精いっぱい生きよう」と力が湧いたそうです。人の言葉に支えられた、初めての経験だったといいます。

Aさんは無事復職を果たし、以前と変わらない仕事をフルタイムで続けています。

家族にはなかなか理解してもらえないつらさから、医師の一言で救われた人もいます。

Hさんは32歳のときに、甲状腺乳頭がんと診断されました。

このがんは、進行が比較的遅く、治りやすいがんだといわれています。家族もそれを知って、「予後がいいみたいだし、よかった」「手術すれば大丈夫だね」と安心していました。

しかしHさん自身は、本当は怖くて不安でいっぱいでした。誰にも本心を言えず、手術当日を迎えたのでした。

その日、術前の長い検査を終えて、麻酔科の女医さんと対面しました。

Hさんの心細そうな様子を見て、胸中を察したのでしょう。同い年だというその女医さんは、「怖いよね。そうだよねえ」と声をかけてくれたそうです。思わず涙があふれ、止まらなくなったといいます。

Hさんにとって、彼女は初めて出会えた理解者だったのです。その女医さんは、Hさんが落ち着くまでそばにいてくれたそうです。

現在、Hさんは起業し、育児中の母親をサポートする会社を経営しています。病気になって初めて、生きていることは当たり前ではないと気づき、限りある人生で、自分がやりたいこと、やらなければならないことをやろうと決めたのだそうです。

”人とのつながりが、
生き抜くための力となる“

もうおひとりだけ、紹介しましょう。思いもしなかった形で自分の力を周囲のために使うようになった、山登りの好きな男性、Oさんです。

Oさんのがんは、治療と再発を繰り返してきました。今も、決して楽観はできず、がんとともに生きる日々を送っていらっしゃいます。

今後の人生を考えたとき、Oさんは最期まで自宅で過ごしたい。そのためには、在宅ケアサービスが充実した地域に住んだほうがいいと考えたそうです。

すぐにさまざまな情報をリサーチして、結局、東京郊外にある高尾山のふもとに居を構えることにしました。乗り換えなしで都心に通える利便性も考えての選択だったそうです。

医療や福祉制度も整い、自然豊かで趣味の登山も楽しめる場所に引越し、Oさんは心身ともに落ち着いたとおっしゃいます。

暮らしが安定したこともあってか、以前から参加していたグループ活動に積極的に足を運ぶようになり、人づきあいの輪が広がっていきました。

その中で、それまではあまり公言してこなかった自分のがんについても、自然に話すようになったとか。そうするうちに、Oさんは、がんについての相談を受けるようになりました。そして、がん患者の集まりに呼ばれて、体験談を話すようになっていかれました。

治療中からマギーズに通われ、がんを乗り越えてこられたOさんですが、今では、ご自身が、他のがん患者の役に立ちたいと精力的に動いていらっしゃいます。

これまでお会いしてきた方たちは皆、それぞれの人間関係の中で、新たなきずなを結び直しながら、がんと向き合っていらっしゃいました。

どのような病気であれ、自分の体や生活に大きな変化を余儀なくされる場合は、それらを乗り越える過程で、誰もがそれまでの人間関係を見直さざるを得なくなります。また、問題を解決するための出会いが、思わぬところにある場合もよくあります。

どんな人にとっても、乗り越えなければならない病気や課題がマイナスだけに働くわけではありません。新しい人のつながりを結ぶ機会、これまでのつながりを結び直す機会ともなるのです。

第4章
「決める」ことがつらくなったら

人生の困難にぶつかると、
目の前に立ちはだかった壁に身がすくみ、
もう前に進めないと感じる日もあるかもしれません。
しかしどんなときも、すべての可能性が
閉ざされているわけではありません。
必ず自分自身で、進むべき道を選んでいけます。

あなたがこの人生でやりたいことは、
何でしょうか。
あるいは、自分らしく生きるために、
もう手放していいと思っていることは何でしょうか。
もし迷うのなら、
無理に何かを選ばなくてもいいのです。
あなたなりのペースで、
ゆっくりと進んでいきましょう。

病は、自分の人生を見直すチャンスになります

病気や日々振りかかる問題は、試練であるとともに、人生を振り返るチャンスも、同時にもたらします。

がんをきっかけに自分の人生を見直し、やりたかったことに気づき、やり遂げる方が多くいらっしゃいます。

末期のすい臓がんを患っていたJさんも、そのひとりです。あるときJさんは、真新しいスポーツカーにさっそうと乗ってマギーズまでやってきてくださいました。外装は黒、内装が真っ赤なおしゃれな車でした。かねてから欲しかった車を

買い、見せに来てくださったのです。

50代で会社を経営していたJさんがマギーズに初めて来られたとき、がんはすでに、かなり進行していました。

Jさんによれば、「ずっと治療してきたけど体力を奪われるばかりで、かんばしい結果は得られなかった」とのこと。子どものいないJさんにとって気がかりなのは、遺していく妻と、介護が必要な母親のことでした。

「妻は自分を頼ってばかりいるから、今のうちに、家のことをちゃんと整理しておかないとダメだなあ」

「母親を最期まで看てあげられなかったのは申し訳ないけど、介護保険が使えるから手続きしておかなきゃ」

「やることがいっぱいある」とおっしゃるJさんに、「Jさんご自身がやりたいことも、おありでしょう?」と伺ってみました。

すると、昔から車が好きで、特に、とあるメーカーのスポーツカーが欲しかったと話されていたのです。それからしばらくして、Jさんは本当にその車を手に入れ、私たちに見せに来てくださったのでした。

「足がむくんで歩くのは不自由だから、運転するほうが楽なんだ」と、Jさんは嬉しそうにおっしゃっていました。その後も、亡くなる前に休暇を取って、車を運転して山形に住む友人に会いに行かれたりしたそうです。後日、その訃報を受けたとき、Jさんはやりたいことをやり遂げて旅立たれたのだなと感慨深く思いました。

“自分が何を大事にしたいのか”

がんになったことによって、それまで無理をしていた自分に気づき、以前よりも生きやすくなったとおっしゃる方もいます。

Pさんは、7歳の双子と6歳の、3人の娘さんをもつお母さんです。

1年半ほど体調不良に悩まされていたので、乳がんだと知らされたときはショックを受けるより、原因がわかってホッとしたそうです。

「がんを告知されたのにホッとしたとは、どういうことだろう」と、不思議に思われるかもしれません。しかし、それだけPさんは無理をしていたのです。

というのも、以前は、心ばかり焦って体が動かない自分を、「ダメな母親だ」と責めて落ち込むこともあったのだとか。でも不調の原因がはっきりし、あとは治療に専念するだけだと感じて、前向きに捉えられたといいます。

当時、乳がん撲滅のピンクリボン運動に関わっていて、明るくたくましい患者さんの姿を見ていたことも大きな支えになりました。

今、Pさんは病気であることを娘さんたちに話し、自分たちのことはなるべく自らやってもらうようにしているとのこと。

子どもたちの好きそうな食材をそろえておき、「朝食はセルフサービスでお願いね」と、本人たちに任せる日もあるとか。今は「理想のママ」からすっかり脱却できて、だいぶ楽になったそうです。

命を脅かす病気を告知されると、否が応でも、人生の残り時間を意識させられます。

その中で、人はこれまでの道のりを見直し、改めて「自分はどうしたいのか」「どう生きていきたいのか」を自分自身に問い、自分にこれからできることを考える。

日頃から、自分がどう生きていきたいのか、何を大切にしたいのかを見つめようと意識するのは、人生を左右する病気と向き合っていく過程だけでなく、生きていく上でも大きな助けになっていきます。

「人生の棚卸し」をすると、大切にしたいことが定まります

突発的な出来事によって、ためらいや迷いを抱えたまま大きな判断をしなければならない。生きていると、そんな場面がやってくることがあります。

がんはもちろんそうですが、家族が急に病気をしたり、職場の事情が急変したり、あるいは社会情勢が劇的に変わったり……。

そのとき、最優先で考えなければならないこと、そして、自分がゆずれることとゆずれないことは何か。あなたは、すぐに答えられるでしょうか。

もしかすると、「自分が何を大切にしたいのかくらい、わかっている」と思う方

もいらっしゃるかもしれません。

でも改めて、確認しておくことは大切です。自分が大事にしたい生き方を胸に刻むことで、それが、まさかの出来事が起きたときに物事を決めるためのガイドラインになります。


本当にやりたいことは何か、大切にしたいものは何かを考える。

それは、「人生の棚卸し」のような作業です。

前項でお話ししたお2人も、がんをきっかけに人生を見つめ直し、残された時間でやりたいこと、今後の人生で大切にしたいことを考えたのでしょう。

私たちのような第三者がお話を伺うことが、結果的に棚卸しのお手伝いになる場合もよくあります。マギーズで話をしたことで思いがけず人生の見直しが済み、「肩の荷が下りて、両肩が軽くなった気がします」と言って帰られる方もいます。

ただし、人生を見直すということを、大げさに考えたり深刻に捉えたりせずとも大丈夫です。「ちょっと自分と向き合ってみようかな」と日頃から意識しておくだけでもいいのです。そうすれば、少しずつ心が整理され、自分らしい生き方が見えてくるでしょう。

自分自身と向き合うために、今後やりたいことや大切にしたいことについて身近な人と話したり、これまでの人生や今の気持ちをノートに書いてみたりするのもお勧めです。また、「死ぬまでにやりたいことリスト」を作ってみるのも見直し作業には役立ちますので、あとからくわしくお話ししましょう。

子宮体がんと診断されたFさんの「やりたいこと」は明確でした。Fさんには、オーロラを見るという長年の夢があったのです。

がん告知を受けてから手術日までの数週間の間に、Fさんは迷わずオーロラを見るために旅立ちました。家族はもちろん「こんなときに、何を考えているんだ」と反対したそうです。しかし「今行くしかないの。私の好きにさせて」と意思を貫いたそうです。

その他にも、がんになったあとに茶道や着付けなどの新しい習い事を始めた方、がん患者のコミュニティを立ち上げた方など、多くの方がやりたいことにチャレンジしています。

“「やりたいこと」と「やりたくないこと」”

しかし人生の棚卸しとは、「やりたいこと」を考えるだけではありません。「やりたくないこと」「さほど大切ではないもの」「もうやめてもいいこと」を見極めることでもあります。

がんになると、これまでとは違う状況で、仕事や人間関係、ライフスタイルの見直しを迫られることになります。そこで期せずして、不要なものがあらわになる場合もあるのです。

29歳で子宮頸がんを患ったCさんは、がんになったあと、過去の生き方はもう選ばないと決めました。「新しい自分を発見した」というCさんは、以前より毎日が100倍充実しているとおっしゃいます。

がんが発覚した当時、Cさんは会社で商品開発に取り組む毎日。頭の中はいつも仕事でいっぱいだったそうです。「あの頃は、かなり背伸びして走り続けていました」とCさんは言います。

しかし、がんによって生活は一変。死と向き合い、つらい闘病生活を送りました。

その中でCさんは、心惹かれる美術作品と出会い、アートに興味を持ち始めます。そして、アートとの触れ合いを通して、「小さな幸せ」を見つけられるようになったのだそうです。

地元の町をゆっくり歩くこと、季節の移ろいを感じること。そんな当たり前の日常を送ることも、それまで忘れていた心のゆとりや癒やしにつながったとおっしゃいます。

職場に復帰する際、商品開発部門へ戻らないかと打診されましたが、Cさんは今の自分には無理だと考え、断りました。以前なら、断るなどあり得なかったそうです。

しかし、がんを経験して「無理をしてまでがんばらなくてもいい」「弱さを見せていい」と思えるようになっていたとのこと。病気と向き合う中で、自分が本当に大切にしたいものは何かを見つめることができたのでしょう。

その後1年半を経て、Cさんは商品開発の仕事を始めました。

自分自身の状態と、周囲とのバランスを取りながら働ける今は、仕事が面白くて仕方ないそうです。

「がんはもちろんつらかったけれど、新しい自分を発見する機会になった」と、Cさんは言います。治療後、30代半ばで友人と結婚し、今も「小さな幸せ」を大事にしながら毎日を過ごしていらっしゃいます。

Cさんのように、これからの人生で大切にしたいことが何か明確に見えてくれば、人生の豊かさが一段と深まっていくように思います。

あなたにとって、「本当は手放してもいいと思っているもの」「今までの習慣でなんとなく続けている生き方」は何でしょうか。

自分はどんなふうに生きて、どのように死にたいのか。

今まで何を大切にしてきて、これからは、何を大事にしていきたいのか。

大げさに考えなくてもいいのです。正直な心と向き合って確認できていたら、人生の最期に「あのとき、ああすればよかった」と後悔しない判断ができるのではないか。また、不測の事態が起きたとき、動揺しながらでも自分の本心に従って、進むべき道を選択していけるのではないか。

がんという望まざるきっかけだったとはいえ、人生の棚卸しによって自分らしい生き方を選ばれた方たちを見て、そのように思います。

「死ぬまでにやりたいことリスト」で自分を見つめ直してみましょう

「死ぬまでにやりたいことリスト」は本や映画などでもよく出てくるので、名前を聞いたことがあるかもしれません。

マギーズにご自身の作ったリストを持参し見せてくださる方もいらっしゃいますし、ホスピスの中でケアの一環として作ることがあります。

実際に作ってみると、自分自身の価値観や人生観を見直すいい機会となります。簡単に書き方をご説明しましょう。

まず、どんな順番でもいいので、「この人生でこれは体験したい」「死ぬまでにこれをやっておきたい」ということを１００個ほどリストアップしてみます。

自分ひとりのリストですから、気がねすることなく自由に書いていきましょう。

もし、そんなに数がなければ、思いつく限りでかまいません。

次に、その中から優先順位の高いものを10個選び、それをさらに5個に絞ります。

そして、1位から5位まで順位をつけて、順番にやっていきます。

すべての可能性が閉じてしまったかのように感じられることが起きたとき、そこから希望へとつなぐのがこのリストなのです。


リストの項目が特別なことである必要はありません。急いで完成させなくても大丈夫ですし、またリストにしたからといって、必ず実行しなければならないという決まりもありませんので、自分の思うがままに書いていきましょう。

ちなみに、私の「やりたいこと」をひとつお話しすると、学生時代に友人と出かけた「日本半周旅行」のコースをもう一度旅することです。

大学時代の夏休み、「南の海を見に行こう」と思い立ち、友人と2人で原付バイクに乗って20日ほど西日本を巡ったのでした。宿も決めずに旅立った冒険旅行でしたが、若き日の忘れがたい思い出です。

このように、過去の楽しかった出来事を追体験するのもいいですし、昔から憧れていたけれどできなかったことを、リストに挙げてみるのもいいでしょう。

人生が終わるかもしれないというときに、「これをやっておけばよかった」とあなたが後悔しそうなことは何でしょうか。ご自身の大切なことを、ぜひ掘り起こしてみてください。

”ずっとやりたかったことを、
自分にやらせてあげる“

「でも、病気になったらできることは限られてきますよね」とおっしゃる方もいます。しかし、がんや病気を理由に、やりたいことのすべてを我慢しなくてもいいのです。

もちろん、治療の進行や体力など、自分の状況と相談する必要はありますが、たくさんの方たちが、希望を叶えていらっしゃいます。

舌がんを治療して職場復帰したあと、転移が見つかったGさんは、治療を再開してからも、趣味のスキーを楽しむためにたびたび海外に出かけていらっしゃいました。

Gさんは、「どんな人も何百年も生きられるわけではない。仮に、今日でそれができなくなっても仕方ないと考えて、今やりたいと思うことは仕事でも趣味でも、できる限りしていきたい」と話されています。

やりたいことは、状況に応じて変わることも多々あります。ですから、リストは、何度書き換えても大丈夫です。

自分自身を見直すためにも、折に触れてリストを開いて目を通してみるといいでしょう。

治療を選ぶ主体者は、あなた自身です

自分の望む生き方と照らし合わせて治療方針を決めていく。そのために、覚えておくと役立つキーワードがあります。

「医学モデル的思考」と「生活モデル的思考」という考え方です。

「医学モデル的思考」とは、治療による回復を目指す思考プロセスで、エビデンスに基づいて最適な治療を施し、課題を解決していきます。

一方、「生活モデル的思考」とは、患者の暮らしの質を保つための思考プロセスです。治療中や治療後も、患者が不自由なく日常生活を送れるよう、さまざまな

アプローチをしていきます。

医師は基本的に、医学モデル的思考で治療方針を考えていきます。

しかし、私たちには暮らしというものがあります。そこで、2つの思考を連携させながら治療を進め、ベストな道を見出していくのです。

その中では、ときには看護師やケアワーカーなどの専門家の力を借りたり、治療費助成や在宅看護サービスなどの社会資源を活用したりする場面も出てくるでしょう。

適切な支援を受けるためにも、自分自身が何をどうしていきたいのかが鍵になってきます。

当事者として治療に関わるためには、先ほどお話ししたように「自分はどのように生きたいか」「どんな毎日を過ごしたいか」をイメージしておくことです。

そうすれば自分が主体者となって、現状と合った医療サービスを選択していけます。

“優先することとあきらめること”

具体的にイメージしづらいかもしれないので、くわしくお話ししていきましょう。

病院で受ける医療は、専門分野によって細分化されています。

治療は医師、経済的な問題はソーシャルワーカー、リハビリは理学療法士、医療用ウイッグなどをはじめとする外見の相談は、アピアランスケア（外見の変化による苦痛を軽減するケア）担当者という具合です。

現在、患者は、それぞれの担当者と個別に接しなければなりません。ですから、本人の状況を全体的に把握している医療者はいないのが実情です。すると、自分の希望や状況を各担当者にきちんと伝えられず、ニーズが的確に満たせない場合があるのです。

たとえば、医療用ウィッグが必要になったとします。ウィッグとひと口に言っても、その価格や仕様は、利用する側のニーズによってさまざまです。病気に気づかれたくないので、高価でもいいから質の高いウィッグが欲しいと思う方もいれば、治療をオープンにしているので簡単なウィッグでいいという方もいます。アピアランスケア担当者は、その方の希望を聞いてベストな選択ができるようアドバイスしていきますが、そこにズレが生まれることもあります。

以前、ご本人の希望で50万円近くするウイッグをあつらえたのに、2回しかつけなかったというケースもありました。

これは、本当は別のところに不安やニーズがあったのに、本人は気づいていなかったことが原因で起きたと考えられます。また医療者側に、患者の背景を汲み取れるしくみがなかったのも大きな要因です。

しかし、経済面、リハビリ、アピアランスケアなどのがんにまつわるさまざまな問題も、その構造は本来シンプル。「本人」と「本人の周辺の状況」に分けられるだけです。

自分自身の気持ちや希望と、周囲の人の心情や今あなたが置かれている環境、これらを別の物と考えてはどうでしょう。両者を切り離してみれば、問題が整理しやすくなります。

自分が本当は何を望んでいて、何を変えたいと思っているのか。

優先すべきものは何で、あきらめるべきものは何なのか。

決断しなければならない場面で、「自分」と「自分の周辺の状況」に分けて自身の考えを整理していけば、見えてくるものがあります。

そして診察や相談の際は、その結果にもとづいて自分がもっとも望むこと、相手に知っておいてほしいと思うことを伝えましょう。

あなた自身が主体者となって、進むべき道を歩んでいくために大切なことです。

でも、すべてをひとりで決める必要はありません

今、医学界では、「シェアード・ディシジョン・メイキング」という意思決定のプロセスが注目されつつあります。

「協働的意思決定」などと訳されますが、簡単に言えば、「医療に関わる人間と患者で話し合いながら、患者本人が意思決定するのを助ける」ことです。

そのために医療者は患者に対して情報を提供し、対等なパートナーとしてディスカッションし、患者自身が自分で決断するのをサポートしていくのです。

2章で「当事者参加型」の医療についてお話ししましたが、まさに、自分自身

が主体者となって治療を選ぶ時代が近づいているのを実感します。

意思決定のプロセスでいえば、これまでの医療では「インフォームド・コンセント」が一般的でした。

日本語では「説明と同意」という意味ですが、文字通り、医師の説明に患者が同意した上で治療がおこなわれるスタイルです。

この場合、説明はきちんとなされるので、問題はないように見えるかもしれません。しかし、「先生の言うことだから」と患者は同意をしたものの、本人の気持ちや生活の事情などは十分に検討されないまま治療が進むというケースも見られました。

そのインフォームド・コンセントを一歩進めたのが、シェアード・ディシジョン・メイキングです。

患者と医師がコミュニケーションを取りながら、ときには他の医療スタッフも入って、本人がその情報をどう受け止めたかもしっかり聞き、疑問や不安がないか確かめながら、治療方針を決めていきます。

これは、患者が自分自身で治療を選んでいく横に、医療者がついて伴走するスタイルだと思っていただくといいでしょう。

たとえば、手術しなければならないとき、患者が手術に対してどう感じているかを丁寧に聞いていきます。もし迷っているとしたら、その理由は何か。何を一番怖れているのか。不安があるとしたらどの部分か。

ひとつずつひもときながら、迷ったり怖れたりしている部分を解決していきます。

その過程で、「なるほど、やっぱり手術は必要なのだ」と患者が納得し、自分で決めていくことができる。そのプロセスがシェアード・ディシジョン・メイキングです。

”意思決定を助けるためのしくみ“

具体的に、どのような形で自分の意思を決めていくのか。

咽頭がんで声帯を切除しなければならなかったLさんの例をお話ししましょう。

通訳の仕事をしていたLさんは、声帯を取って話せなくなれば人生が一変すると大混乱に陥りました。しかし、手術を受けなければ命に関わります。

そこで、自分の希望を伝えて、医師やサポートスタッフからさまざまな情報を集め、どの選択をするのがベストかを話し合いました。

声を失ったらどうなるか。手術を受けなかった場合のリスクはどのくらいか。その他、仕事や生活スタイルにどんな影響があるのか。別の治療法はないのか。あらゆる角度から検討し、最終的に選んだのが声帯を残す道です。

その代わり、口からは食事ができなくなり、腸を通して栄養摂取することになりましたが、Ｌさんに後悔はありませんでした。声を残せたことはもちろんですが、とことん情報を集め、専門家に話を聞き、自分自身で決めることができたからです。

どんなことも、最終的に決断をするのは自分自身です。

しかし、すべてをひとりで抱え込む必要はありません。自分で進む道を決めるためにも、「どう思う？」と対話を重ねる習慣は大切です。

一緒に考えてくれる相手がいれば、背負う荷物は少し軽くなります。

あなたの荷物を軽くするために、私たち医療者はそばにいるのです。

感情の波を受け入れると、決断する力が立ち上がります

がんに限らず、ショックな出来事から立ち直っていくとき、人の感情は段階を追って回復していきます。119ページでご紹介したKさんは、「告知後から今までの心境は、まるで曲線グラフのように上下しながら、少しずつ上向いていった」とおっしゃいます。

Kさんは、手術の2年後に転移が発覚。

3カ月の入院と自宅療養を経て体調が落ち着き、仕事を再開しましたが、治療は継続中です。

Kさんがもっとも落ち込んだのは、当然ながらがんを告知されたときだったとのこと。

告知後、どん底まで落ち込んだ感情は、今はV字型に回復したそうですが、お話ししたように、決してなめらかなラインを描いていなかったといいます。

定期的に気分が不安定になり、それまで順調に上昇していた線が停滞する時期が繰り返しやってきたというのです。停滞期には感情が揺れたり、落ち込んだりする。その状態を、Kさんは「心のザワザワ」という言葉で表現されていました。

たとえば、仕事や経済面に対する不安、再発への怖れ、前と同じ生活ができないことへの戸惑い、「なぜ、自分はがんになってしまったのだ」という苛立ちや家族への申し訳なさ、孤独感や寂しさ。

「ザワザワ」の中身はそのときでさまざまだったそうです。

治療をいったん終了して普通の生活に戻り、精神的には平穏になったように見えても、ザワザワは定期的に訪れました。

自分でも説明がつかない気分の落ち込みがあり、晴れやかな気持ちになれない。本当は笑える場面なのに、心から笑えない。理由もなく寂しくなったり、涙もろくなったりする。そんな状態になることが時折あったそうです。

どんなときにザワザワが訪れるのかというと、引き金になったのは、周囲の何気ない発言や治療のつらさだったといいます。

しかも、たいていの場合、その心の揺れは他者からは気づかれにくく、ひとりで抱え込むことになる。さらには自分でも、一時的に感情が不安定になっているだけだと気づけず、苦しんでしまう。

「こんなことではいけない」と思いながらも、どうしても心の隙間に、不安や寂しさ、孤独感が忍び込んでくる……。

いったん心が揺れだすと、葛藤が長引くこともあり苦しかったとおっしゃいます。

でも、そういった時期があるとあらかじめ知っていることが大切だと、Kさんは言います。

そうすれば、むやみに焦ったり自分を責めたりせず、感情の揺れを受け入れていけるからです。

"「揺れている自分」を否定しなくてもいい"

さまざまな課題を抱えて人生という長いマラソンを走る中では、息切れすることもあれば、苦しい局面が訪れることもあります。

そのプロセスで自分らしさを失わず、試練を乗り越えていくには、「自分の感情を把握して、コントロールする力」と「決断する力」が大切なのではないかと、今感じています。

感情の揺れに気づいて自分の気持ちを舵取りできるようになれば、心の状態が安定し、それに伴って決断力も定まっていくからです。

　感情を把握し安定させるためのポイントは、まず自分自身のパターンを知ることです。

　感情の波には、ひとりひとりパターンがあります。

　自分がどういうときにパニックになり、どんな状況であれば落ち着くのか。また、何があれば気分が明るくなるのか。あるいは、誰と話せば元気になるのか。

　それを知っていれば、気分転換が上手にできるようになるでしょう。

　マギーズでお話を伺っていると、多くの方が自分なりに、リラックスしたり心がパッと華やいだりするアイテムや習慣をもち、ご自身の生活に上手に取り入れていらっしゃいます。

　たとえば、好きな海外ドラマやお笑いのＤＶＤを見て眠れない夜を乗り切ったという方、チームメイトのメッセージが入ったサッカーボールがリハビリのカンフル剤になったという方、元気が出る日めくりカレンダーを心の支えにしたという方……。プレゼントしてもらったものや旅行先でのお土産を身近に置いて、元気をもらっている方も少なくありません。

また、心のザワザワを話せる相手も貴重な存在となります。

Kさんの場合は、友人や同僚、そして、マギーズの存在が支えになったとのこと。

心許せる相手と話していると、自然に心の整理ができ、肩の力が抜けるのを感じたそうです。


そうはいっても、人間はパーフェクトではありません。

ときには、感情が爆発して誰かにあたってしまうこともあるでしょう。

また、ふだんはこらえている涙が思い切りあふれてしまうこともあるはずです。

ある方は、「家では暗い顔をできないので映画館に行って心ゆくまで泣く」とおっしゃっていました。

マギーズにも、「立場上、人前で泣くわけにはいかないから」と嗚咽しながらも、最後には涙を拭き、凛として帰られる方が時折いらっしゃいます。そのようにして弱音が吐ける場で感情を吐き出し、また自分を奮い立たせて進んでいかれるのです。

こんなふうに、人の気持ちとは揺れるものです。同時に人の心は、あいまいなものでもあります。

ですから、何かを決断せざるを得ないときも、常に白黒はっきりつけられるものではありません。また、「1＋1＝2」のように、単純に答えが出るものではないのです。

ですから揺れている自分がいたとき、「自分はダメだ」「こんなことも決められないなんて情けない」と否定しないでください。

スパッと答えを出せない自分も、揺れている自分も、自分自身です。

そんな自分を否定せずに受け止めていくことで、必ずその状態から抜け出せるときが来ます。

「幸せのベースライン」は、自分自身で上げられます

Kさんは、がんが発覚した当時を振り返り、「〝死ぬ覚悟〟はあったけれど〝生きる覚悟〟はなかった」とおっしゃいます。

死ぬ覚悟があったというと、あまりに潔すぎるのではと思われるかもしれません。

しかし、Kさんのがんは非常に進行が速く、転移もしやすいと医師に告げられていました。それで、「どちらにしろ、いずれみんな死ぬのだ。がんでもうすぐ死ぬのなら、それも楽かもしれない」と死を覚悟したのだそうです。

そう思った背景には、Kさんが長年パニック障害を患っていたことがあります。がんの闘病も加わり、今まで以上に苦しい毎日が続くのであれば、死んですべてを終わらせてもいいと、一瞬思ったのです。

でもKさんには、当時、20歳になったばかりと10代の2人の子どもがいました。投げやりな気持ちのほかに、経済面や仕事の心配などもありましたが、最終的に考えたのは、自分は、娘たちにどんな生き様を見せられるだろうかということだったそうです。

そんな葛藤を抱えながら、Kさんは治療を開始しました。その過程で、先ほどお話ししたように、周囲の人間関係に支えられていたことに気づきます。また、治療にあたった医療チームや相談支援センターなどのサポートも大きかったそうです。

Kさんが、医師に自分の思いや意向を伝えると、医師はできる限りそれを尊重し、Kさん自身の力を信じてくれる。また、病院スタッフから、折に触れて温かい声かけや励ましをもらい勇気づけられる。

そんな体験を重ねながら、Kさんは変化していきます。

人は人によって支えられ、自分らしさや自分自身の力を取り戻せる。そして、病気であっても自立して、自分なりの人生を展開していける。

がんを通してそのことに気づき、少しずつ「生きる覚悟」ができていったそうです。

"葛藤を通して芽生えた「生きる覚悟」"

がんとともに生き抜くとき、必要なことは何か。Kさんは、このようにおっしゃいます。

それは、日々前向きに、自分なりに生きるための挑戦を続けること。

そして、幸せのベースラインを上げていくことだと。

「幸せのベースラインを上げる」とは、どういうことでしょうか。

Kさんの場合、病状が落ち着き日常生活に戻った後に、以前のままの幸福度が戻ったかといえば、実は、そうではなかったそうです。

たとえば、風邪やインフルエンザであれば、ほとんどの場合、治癒したら元の状態に戻れます。

しかし、がんはいったん治療が終了しても、まったく元と同じ状態に戻るのはむずかしい場合が多いのです。がん患者の多くは治療が落ち着き経過観察になっても、「がんサバイバー」として常に体調を気遣いながら、生活していかなければなりません。

その状況の中でも、自分なりの幸せを見つけていくこと。

つまり、幸せのベースラインを上げていくことが重要だとKさんは言います。

では、幸せのベースラインを上げるには、どうすればいいのか。

誰かから「答え」を教えてもらったり、新たに何かを得ようとしたりする必要はなかったとKさんは振り返ります。

そのためには、自分の心がもっている力に気づき、それを高めていけばいい。そして、自分自身の中に、すでに回復力やしなやかさ、希望を見出す力があるのだと気づけばいい。

そのことを、がんという病気から教えてもらったそうです。

Kさんは今、人事の仕事を通して、社内のがん教育推進や、がん治療と仕事の両立支援、心の健康作りプロジェクトなどに取り組んでいらっしゃいます。

第5章 親しい人が病になったとき

身近な人が病と闘っているとき、
苦難に耐えているとき、
どのように接したらいいのでしょうか。
また、どんな言葉をかけたらいいのでしょうか。
そばにいる私たちもまた悩み、戸惑います。
しかし、近くに味方がいるだけで
人は強くなれるものです。
そして、「応援している」「役に立ちたい」

という気持ちは、
必ず相手に伝わります。
家族や友人など、大切な人を支えるために、
私たちにできることは何か。
「万が一」に備えて、
今からどのような準備をすればいいのか。
いざというときに大事な人を支え、
ともに最善の道を見つけていくために。

相手にとって、あなたにしかお願いできない役割があります

先日、ある年配の女性から電話相談がありました。

女学校時代の友人から、久しぶりに電話がかかってきて、がんになったと告げられた。動揺して何も言えず、「あ、そう」とだけ返して電話を切ってしまったが、いったいこれから、自分に何ができるのか悩んでいるとのことでした。

私がお伝えしたのは、「そのまま、これまで通りご友人であり続けてください」ということでした。

長らくつきあいのなかったお友達が電話をかけてきたのは、相談者の方が「病

気について話せる相手」だったから。それは、信頼しているからであり、自分の話を受け止めてほしいと思ったからです。

その事実が、とても大事なのです。

万が一あなたががん告知を受け、孤独感や絶望感に襲われたとき、誰と話したいと思うでしょうか。それは、気負わずに話せる人、心を開ける人ではないでしょうか。

もし誰かから、がんを告げられたとしたら、あなたは相手にとってそういった存在だということです。

ある女性は、がんが進行していると友人に告げたとき、「打ち明けてくれたことを光栄に思う」と言われ、自分の信頼が伝わったと安心感を覚えたそうです。

彼女はそれまで、周囲から安易に「大丈夫」と言われることに違和感をもっていました。だからこそ、気休めを言わない友人の気遣いが心にしみたといいます。

〝話を聞いてもらえるだけで救われるときがある〟

しかしほとんどの場合、突然がんを告げられたり、深刻な病状を伝えられたりしたら、誰でもことの大きさに戸惑います。自分にできることは何なのかと悩み、不用意な発言で相手を傷つけたり、落ち込ませたりしてしまうのではないかと不安になります。

ときには心配し過ぎて、治療方針までくわしく聞き出し、意見しようとする方もいらっしゃいます。でも、専門知識がない状態でいくら考えても、がんを治せるわけではありません。

友達には、友達にしかできない役割があります。先ほどのご相談者であれば、女学校時代の楽しい思い出や、たわいない趣味の話などをときどき語り合えれば、相手の方にとって最高の気分転換になるでしょう。

ですから、相手にかける言葉もシンプルなものでかまいません。「治療は大変かもしれないけど、がんばってね」「いつでも電話してくれて大丈夫よ」。そんな一言が心を癒やすものです。そして、ときどき連絡を取り、「調子はどう？」「気分転換に、お茶でも飲みに行かない？」と声をかける。それで十分です。

ある男性は、毎週のようにお見舞いに来てくれる親友に「気を遣わないで」と伝えたところ、「見舞いに来てるんじゃなくて、遊びに来てるんだ」と言われ、涙が止まらなかったといいます。友人との毎日のＳＮＳでのやりとりに助けられたという女性もいます。

もし、あなたが「重要な場面だから、医師の説明を一緒に聞いてほしい」と頼まれたら、可能な限り同行することもサポートのひとつになるでしょう。

また必要に応じて、相手が医師たちと信頼関係を築けているか、治療について正しい知識を得られているかを確かめ、必要な場合は、セカンドオピニオンなどの情報を一緒に調べることでも手助けできるかもしれません。

だからといって過度に心配したり、求められていないのに「○○するといいんじゃない？」といった助言を押しつけたりするのはお勧めできません。

繰り返しになりますが、相談した方は、あなたに意見を求めたいわけではなく、何気ないおしゃべりを楽しんだり、ただ一緒に時間を過ごしたりしてほしいのです。

がんと向き合っていくその方の「支え手」のひとりになるつもりで、これまで通りのおつきあいを続けていく。それが周囲にいる人間にできるベストな選択であり、がんの当事者にとっても心地よい距離なのではないかと思います。

「でしゃばり過ぎないおせっかい」で相手を支えましょう

以前、ある利用者の方がこんなことをおっしゃいました。

「がんになったと伝えたとき"かわいそう"と言われて、普通の人とそうではない自分とに振り分けられたような気がした」

このとき、「かわいそうな自分」と「かわいそうではない相手」とがはっきり区別されて、自分が一段低いところに置かれたような気持ちになったそうです。

「かわいそう」「気の毒に」と声をかけられて不快に思ったり、傷ついたりしたという声は少なくありません。

もちろん相手の方に悪気があったとは思えません。その方なりに、なぐさめようとして発した言葉でしょう。

しかし、がん＝「かわいそう」でも「気の毒」でもありません。

別の利用者の方は、こうおっしゃいます。

「私は、がんになって不自由な部分はあったけれど、不幸ではなかった」

これまでお話ししてきたように、がんを患ったとしても、ひとりの人間であり、生活者です。

がんとともにあるその人生に、「苦労」は待ち受けているかもしれません。

けれど、多くの方がその「苦労」を通して自分を見つめ直し、人生を振り返るチャンスにしています。

では、がんや重い病気と闘う身近な人に、具体的にはどのように接したらいいのでしょうか。

一言で言うなら、“でしゃばり過ぎないおせっかい”でいてください。

相手の生活や心の中にズカズカ踏み込んでいくのは、あきらかな「でしゃばり」

であり「おせっかい」です。自分ではよかれと思っていても、押しつけがましい親切は単なる迷惑にしかならないでしょう。

しかし苦しいときに、人はなかなか自分からSOSを出せないものです。特に、病気になって人づきあいが思うようにできなくなると、自分から発信するのは億劫になります。

そんな状況の中で仲の良かった人たちと距離ができ、腫れ物に触るような態度を取られて寂しかったとおっしゃる方もいます。

「相手から連絡がないから」と遠慮していると、大切な人をサポートする機会を逸してしまいます。

そこで、でしゃばらない程度におせっかいを焼くというスタンスを意識するといいのです。

“「いつでもここにいるよ」というメッセージを送る”

その按配は少しむずかしいかもしれません。でもこんなふうにしてもらったら、あなたも嬉しいのではないでしょうか。

たとえば、自分からは気が引けて、欲しいと言えなかったものを「これ、もしよかったら使って！」と持ってきてくれたり、あなたに少し余裕が出た頃を見計らって「ちょっと出かけない？」と気晴らしになりそうな場所に誘ってくれたりする。

あるいは、好物を手土産に「少しだけでも、おしゃべりしない？」とやってきてくれる。

身近な人にこのような距離感でいてもらえたら、心が折れそうなときの大きな支えになるはずです。

また、「あなたの役に立つことができればいいんだけど、何が必要か私にはわからないから、何でも遠慮なく言ってね」と言いながら、自分にできることをいくつか挙げてくれる。

どのタイミングでどんな働きかけをするかは気を遣うところですが、相手への想像力があれば「いつも気にかけてくれているな」と思ってもらえるようなアプローチは可能だと思います。

少なくとも、「いつでもそばにいるよ」というメッセージを折々に発信する。そうすれば、相手の方が必要なときに、あなたのサインを受け取ってくれるでしょう。

「万が一」について、大切な人と話しておきましょう

いつ自分自身に、あるいは、自分の大切な人に「万が一」が起こるか、それは誰にもわかりません。

命に関わる病気やケガに見舞われたとき、あるいは、人生の最終段階が訪れたとき、自分がどんな医療やケアを受けたいのかを、あらかじめ考えておくこと、そして、必要に応じて、身近な人に自分の意思を伝えたり話し合ったりしておくことを、アドバンス・ケア・プランニング（ＡＣＰ）といいます。

ＡＣＰは「人生会議」とも呼ばれ、近年、厚生労働省が提唱している取り組み

です。

もし、あなたがまだ30～40代であれば、気の早い話だと思われるかもしれません。

しかし、たとえば、突然の病気や事故などで命の危機が迫ったときに、自力で意思を伝えられる人は、ほんの3割程度だという報告があります。

仮に、救急車で運ばれて入院する事態になったとき、自分では話すことができず、希望とは違った医療がどんどん進められていく場合もあるのです。

たとえば、在宅ケアを受けていたがん末期の患者さんが自宅で倒れ、家族があわてて救急車を呼ぶ場合があります。「救急車を呼ぶ」とは、「病院で救命医療を受ける」ということです。ですから、本人は自然に逝きたいと望んでいても、人工呼吸器を使用し、延命治療がおこなわれることになります。すると、本人の希望とは違う最期になる場合もあるのです。

今ＡＣＰは、医療や福祉関係の研修でも取り上げられ始めていて、私も講師を務めることがあります。

その場で、参加者の方に「あなたは、どこで最期を迎えたいですか?」と質問してみると、返ってくるのは漠然とした答えがほとんどです。

意外に多いのが「わからない」という答えです。わからないというより、それまで自分事として考える機会がなかったのだと思います。

研修では、「親御さんには、どこで最期を迎えてほしいですか」という質問も投げかけます。自分自身の最期と同様、親の最期について考えておくことも重要です。

グループワークの会話を聞いていると、「実家は遠いから、何かあったら施設に入ってもらわなきゃ」「仕事があるから、病院でケアしてもらいたいなあ」など、それぞれの心づもりを話されています。

「では、親御さんご自身は、どう思っていらっしゃるのでしょうね」と問いかけると、「聞いてみたことはないので、わかりません」「本人は家にいたいと思っているでしょうが、自分としては施設に入ってほしいです」など、あいまいな答えが返ってきます。

親子の思いが矛盾していたり、意思の疎通ができていなかったりする印象です。自分の親のこととはいえ、まだ他人事で、あまり現実味がないというのが実情でしょう。

そこで、介護保険や福祉サービスの申請法などを説明したり、万が一、親が倒れたらどんな問題が発生したりするのかをお話しします。すると、少しずつ実感をもって考え始め、ACPの必要性に気づいていかれるのです。

では、もしあなたの親御さんが突然倒れたとしたら、どのような事態が起こるでしょうか。時系列で簡単にまとめるなら、次のようになります。（さまざまなケースがあるので、ひとつの例として参考にしてください）
倒れた本人が入院し、医療処置がおこなわれる（これを急性期医療といいます）↓症状がある程度落ち着いたら、医師と家族が話し合い、長期的な医療方針を決定する↓本人の状態によって、転院や介護施設への入所、退院して自宅療養などを選択する。

このとき家族は、親がひとり暮らしなのか、継続的な介護が必要になるのか、介護できる人間が近くにいるのか、回復がどのくらい見込めるのかなど、多数の条件を考慮しながら、意思決定をしていかなければなりません。

長期の介護や看護が必要になる場合は、親御さんの状況や希望を考慮しつつ、ケアマネージャーや医療者などと相談を重ねていくことになります。施設や病院選び、介護サービスや医療費補助の申請、自宅をバリアフリー化する場合にはその手配なども、あわせておこないます。

“本人が願う最期を迎えるために”

しかし、親御さんが命に関わる逼迫した病状であれば、待ったなしの判断が迫られます。ご本人がいざというときにどんなケアを受けたいのか、最期はどうしたいのかを確認できていなければ、思わぬ行き違いが生まれないとも限りません。

ご本人も家族もなんとなく「最期は穏やかに」と思っていたとしても、「こんなはずじゃなかった」という看取りになり、遺された家族が後悔することも起こり得ます。

たとえば、本人は延命治療を望んでいなかったとしても、その意思表示ができていなければ、医師としては医療処置を続けます。「延命措置のさまたげになるから」と家族は病室を出され、最期の時間がゆっくり過ごせないまま息を引き取ることになりかねません。

あるいは、人工呼吸器をつけたことによって、ご本人の意識がなく、本当は何を望んでいたのか確認できないまま長期化する。医療の現場では、実際にこんなことが起こることもあるのです。

また、親は家で最期を迎えたいと望み、介護するご家族も同じ思いをもっているのに、ふだんは離れて暮らしている家族や親戚が入院を強く希望したために、希望が叶えられなかったというケースもあります。

そういった事態を防ぐためにも、最期の時間をどこでどう過ごしたいのかを聞き、次のような事柄について事前に話し合っておく必要があるのです。

〇医療について

・最期まで自宅にいたいのか、あるいは病院や施設がいいのか。
・食べられなくなったら、どうしたいのか。たとえば胃に直接栄養を送る胃ろう処置を望むのか、それとも点滴でいいのか。最期まで口から少しずつ栄養をとることを望むのか?
・可能な限り延命治療してほしいのか、自然に逝きたいのか。

〇生活について

・自分で意思決定できなくなったら、誰に決めてもらいたいか。

・お金の管理ができなくなったら、誰にしてほしいか。
・重要な書類はどこに保管しているか。
・介護費用や入院費は、どこまで負担できそうか。

できれば、望んでいる葬儀のスタイルや死後に連絡すべき人、遺産相続などについても聞いておければベストです。しかしそういったデリケートな話題は、親子といえどなかなか話しづらいものですね。

実際に、「縁起でもない気がして」「きっかけがつかめなくて」という声もよく聞きます。それでも、話を切り出しやすいタイミングはあります。

たとえば、親の体調に変化が起きたときです。風邪を引いて寝込んだり、血圧などの数値が上がって薬が変わったり、転んで入院したりしたとき、回復したタイミングを見計らって、問いかけてみるのです。

「今回は元気になったからいいけど、このまま入院することになったらどうしよう」

「お母さんが急に倒れて運ばれたりしたら、困っちゃうね。通帳とか保険証書とかのある場所、私も知っておいたほうがいいかもね」

「もし介護が始まることになったら、誰に看てほしい？」

そうすると、親も自然に「そうねえ」と話せるものです。

または、近所の方や友人、知人の葬儀があったときに聞いてみるのも、ひとつの方法です。

「今日のお葬式は○○さんらしかったね。縁起でもないかもしれないけど、お父さんのときはどうしてほしい？」といった話から、医療面も含めて、どんな終末期を望んでいるのかを聞いていくのです。

ご本人も同年代の方が亡くなって、「そろそろ自分も……」と思っているときなので、率直な思いが引き出せるはずです。

深刻にならず、ざっくばらんに話し合い、可能なら、それを目に見える形にしておけば、いざというときが訪れてもあわてずに済むでしょう。

死別の悲しみは、新たな物語に書き換えることができます

がんの末期になると、病状があっという間に急変して、命を落とされてしまうケースも、ときにはあります。

遺された家族には、大切な人を亡くした悲しみや、「もっとできることがあったのではないか」という後悔、理不尽さに対する怒りなどが、次々に襲ってきます。

そして、「こうすればよかった」という悔いが残り、長い時間思い悩んでしまいます。

そうすると、なかなか日常生活に戻れない。場合によっては、高齢のご遺族が

要介護の状態になってしまったり、病気やうつを発症したりしてしまう。そんな例を、何度か拝見してきました。

しかし、ドラマのストーリーを書き換えるように、起きた出来事をいったん受け止めて新しい文脈に書き換える。そんな作業ができたら、悲しみを乗り越え、また、前に進める場合があるのです。

Tさんは、救急救命士だった夫をすい臓がんで亡くされました。

救急隊の隊長まで務められた自慢の夫だったそうです。Tさんの悲しみは4カ月経っても癒えず、私がお会いしたときも、死別の直後のような悲しみの中にいらっしゃいました。

「あの病院の対応が悪かったから、手遅れになったんです」「私がもっと早く気づいてあげられればよかったのに」と、ずっと泣いていらっしゃいます。

いきさつを伺ってみると、その病院を選んだのは、夫ご自身のようでした。

救急隊員といえば、日頃から救急車で重病人を搬送しているプロですから、地域の医療事情に精通しています。病院の窓口対応のレベルから、医師の実力まで知り尽くしていないと仕事はできません。

そのプロであるご本人が選んだ病院ですから、本来であれば、間違いはなかったはずです。

ご本人の立場で考えても、決して病院選びに失敗したとは思っていらっしゃらなかったでしょう。

私はそのことを伝え、「病院をかばうわけではないが、治療のプロセスを客観的に見ても落ち度があったとは思えない。また、残念なことだけれど、今の医学では、発見から3カ月という時間は、決して短くはなかったのではないか」とお話ししました。

”文脈が書き換われば、死の意味も変わる“

「ご家族を遺していくのは心配だったかもしれません。でもやりがいのある仕事を続け、最期はみんなとお別れをして、ご本人なりに満足して逝かれたのではないでしょうか」

そんなお話をしていると、Tさんの顔が少しずつ上がってきました。

そして、「そういえば」と、夫が救急隊員として活躍していた頃のエピソードを語ってくださり、こうおっしゃいました。

「最期は、緩和ケア病棟に移してもらって、部下の方たちにも全員会って、『あとは頼む』と、きちんとお別れができたんです。あんな時間が持てたことは、主人にとってよかったと思います」

Tさんの中で、「他の道があったはず」「まだ、いろんなことができたはず」というストーリーが、「夫は、精いっぱい生きたんだ」「これでよかったんだ」という新たな物語に書き換えられた瞬間。そしてそのことで、死別の悲嘆から一歩、歩み出せた瞬間でした。

看取りのプロセスにおいては、どんなに一生懸命やったとしても、必ず悔いは残ります。それが、突然の別れであったらなおさらです。

後悔や悲しみをすべて払拭することはできません。しかし、ご本人の最期やその一生に、何かしら新しい意味づけを見出すことはできます。そうすれば、遺された人はその新たなドラマを胸に、前を向いて歩いていけます。

しかし自分ひとりでは、同じ文脈からなかなか抜けられません。悲しみから抜けられないときには、身近にいる誰かに、故人の思い出やあなたの気持ちを話してください。「もう昔のことだから」「いつまでもメソメソしているわけにはいかないから」と、無理に立ち直ろうとする必要はありません。

自分の思いを第三者に受け止めてもらうことで心の整理がつき、大切な人の死や人生に、新たな意味づけが見つかることもあるのです。

最期のときも、工夫次第で「やりたいこと」ができます

最期のときを迎えようとしている方に、家族は何ができるのか。

ひとつの例を見せてくれたのは、私の2人の姪たちでした。それぞれ40代と50代の姪たちは、先日、末期の肺がんを患った父親（私の兄）を自宅で看取ったのです。

兄が亡くなる数日前、日帰りで故郷の秋田へお見舞いに帰ったときのことです。

それぞれ嫁ぎ先から実家に戻り、交代で泊まり込んでいた姪たちが、兄にゴルフ番組を見せようと相談していました。

話を聞くと、トロトロと眠ったり起きたりを繰り返す兄に、姉妹は「お父さん、何かしたいことある?」と聞いたのだそうです。

すると、「ゴルフ」と答えたとのこと。確かに、兄はゴルフが好きでした。

彼女たちは、「さすがに、本物のゴルフはできないけれど、テレビではトーナメントをやっていたはずだから」と番組表を見ていたのでした。

さらに、ちょうど姪に連れられてきていた子どもたちも参加して、寝ている兄の近くで、麻雀をやるという相談も始まっています。

これもまた、兄が麻雀を好きだったので、「お父さん、麻雀やる?」と聞いてみたのだとか。すると、「やる」という返事が来た。といっても、寝たきりの兄はもう、自分で牌を持つことはできません。

けれど数カ月前に、兄から麻雀を教わっていた姪や子どもたちは、自分たちが楽しむところを見てもらうことならできると考えました。そこで、スマホの撮影機能を使って、寝ている兄からでも、全員の手の動きが画面越しに見える方法がありそうだと、知恵を絞っていたのでした。

残された時間に限りがあることは、兄自身も姪たちも重々わかっています。医療者の立場からすれば、兄はすでに、最期のときを静かに過ごす段階に入っているという見方もできます。

本人がやりたいことができるなら、それに越したことはないけれど、時間的にも体力的にも、もうむずかしいのではないか。私の頭の隅には、そんな考えもありました。

しかし、たとえ一瞬であっても「ああ、面白かった」と気晴らしをしてもらいたい。「楽しかった」と言える時間を過ごしてほしい。

兄の状態をよく理解していながらも、姪たちは、そんな思いで工夫をこらしていました。

最期まで最善を尽くそうとするこの姉妹に感心し、「お兄さん、娘を2人とも呼び寄せて看病してもらうなんて、とても贅沢なことよ」と話したのでした。

”旅立つそのときまで、最善を尽くす“

姪たちの奮闘には、ひとつの背景がありました。

数年前に、彼女たちは、母親（私の義姉）も、自分たちで看取っていたのです。

そのとき、がんで死期の近くなった義姉の「やりたいこと」は、白神山地の、とある木を見に行くことでした。その願いを叶えるため、ケアマネージャーのサポートも受けて、亡くなるひと月ほど前に家族旅行をし、記念写真も撮ってきていたのです。

父親とも、家族で楽しい思い出を作りたい。最期のときまで、あきらめたくない。そんな思いが2人にはあったのでしょう。

「がんには負けた」と言っていた兄も、好きな麻雀をやるかと言われたら「やる！」と即答する。そんな前向きさを失わない生き方を、最期に見せてくれました。

何をやっても無駄だなどと思わず、残された時間がわずかであっても、豊かに過ごすためにできることがある。大事な人との時間を、最期の一瞬まであきらめなくていい。

2人の姪は、その大切なことを教えてくれたのでした。

第6章

死にゆくときを幸せに生きる

人生の終幕に、私たちは何を思うでしょうか。
自分の一生を丸ごと受け止めて
「まんざらでもなかったよね」と言えたら、
それは幸せなことだと思います。
そして、自らの死を受け入れ、
大切な人たちに「ありがとう」と伝えて逝けたら、

生きてきた日々がでこぼこ道であったとしても、
満ち足りた思いで
この世を旅立っていけるのかもしれません。
限りある命の時間を、私たちは生きています。
幸せな最期の時間を迎えるために、
私たちにできることは何でしょうか。

誰もが、自分のタイミングを選んで旅立たれます

生まれるに時があり、死ぬるに時がある。

これは、聖書の中にある言葉です。これまでさまざまな看取りの場面に接し、まさにこの通りだと思うようになりました。

人が誕生するときには、誰かの手を借りて生まれ、手塩にかけて育てられる。この世を去るときにも、誰かしらの助けを借りて人生の幕を下ろしていく。そして、そのタイミングや設定はご自身で選んでいる。多くの方の最期に接し、こう感じるようになったのです。

大事な人の到着を待って息を引き取る方、家族や縁者が全員そろったのを見計らったように旅立たれる方、一番お世話してくれた人がそばにいるときに亡くなる方。あるいは、ひとりでいるときにこの世を去る方……。亡くなる場面は、人それぞれです。

大切な人の死に目に会えなかったと、悔やむ方もいらっしゃいます。

家族をひとりで逝かせて、「寂しかっただろうに」と自分を責める方もいます。でも、ひとりで逝くのも、また、大切な人を待たずに逝くのも、その人なりの愛情であり、優しさなのではないかと思います。

自分が死に目に会えなかったのには、何かの意味があるのではないか。そうやって思いを巡らせ、自分自身で物語を組み上げることによって、次のステップに進めるのではないか。そう思うのです。

神楽坂を通ると、思い出す方がいます。

職人として生き、ご家族やご近所、仕事先の方々から尊敬されていたWさんです。

Wさんはご高齢でがんを患い、自宅2階のベッドで最期の時間を過ごされていました。お宅に伺うと、うつらうつらと眠っていらっしゃる日も多くなり、人生の終幕が近づいている様子でした。

Wさんが旅立たれたのは、ちょうどお祭りの日でした。

その日は、親類や親しい方たちがやってきて、Wさんの周りに集まったそうです。お祭りの華やかな雰囲気も手伝って、楽しい時間が流れたようです。

そのうち、Wさんが顔を少し動かして何か指図する仕草をしたので、「おじいさんが、もうみんな下に降りなさいって、言ってるね」と全員で1階に移動したとのこと。

それからしばらくして、まだ祭りの宴が続く中、Wさんの面倒を一番よく見ていた義理の娘さんが、ふと気になって2階の様子を見に行きました。すると、Wさんはすでに息を引き取っていたそうです。

あとで、義理の娘さんはこんなふうに話してくれました。

「おじいさんは、公平な人だったんです。だから、死に目に立ち会えた人はいいけれど、もし立ち会えなかった人がいたら、きっと揉めるとわかっていたんだと思います。

自分の周りには誰もいないけれど、1階では、みんなでお祭りのごちそうをワイワイ言って食べているんだろうなと思いながら旅立ったんだと思うんです」

グリーフケア（死別の悲しみを癒やすケア）をしていても、「死に目に会えなかったことが、今でも残念です」とおっしゃる方がたくさんいらっしゃいます。

しかし私は、どちらかというと、死に目に会うことそのものよりも、意識があるうちにきちんとお別れが言えたかどうかが大事だと思っています。生前に十分なお別れができていたら、もし死の瞬間に立ち会えなくても納得して見送れるからです。

たとえ、亡くなるときに立ち会えなかったとしても、話ができるうちに一言でもお互いの思いを伝え合っておけば、後悔は減らせます。

ですから、介護や看護をしていらっしゃる方には、いよいよ人生の幕引きのカウントダウンが始まった段階で、「今のうちに、ご本人が会いたいとおっしゃる方にお声かけして、来ていただいてください」とお話しするのです。

"意識があるうちに、お互いの思いを伝え合う"

訪問看護をしていた時代のことです。

認知症を患っていたUさんのお宅を訪れると、介護をされていた娘さんがUさんのベッド横に座り、ひとりずつ名前を挙げて「会いたい？　会いたくない？」と尋ねていました。

認知症だったとはいえ、その頃のUさんの意識ははっきりしていました。

しかし、血圧は下がり気味で、いずれ意識が混濁していくのは予想できる状態でした。それで事前に、「お別れを言いたい人がいるなら、早めに会っておいたほうがいい」とお伝えしていたのです。

娘さんは、「母なりに、よく考えて返事をしていたようです」とのこと。というのも、Uさんは、名前を挙げた親戚や友人、知人たちのほとんどに、「会いたい」とうなずいたものの、おひとりの方だけは少し考えて、首を横に振ったのだそうです。

団地住まいで近所のお知り合いも多かったUさんのところには、後日、次々に人が訪ねてこられました。

すでに会話はほとんどできなくなっていましたが、訪れた人が呼びかけると眼をそのつど開けて、かすかにうなずき、反応していたそうです。ときには、表情を崩して涙を流すような様子も見せていらっしゃったとか。

お別れに来た方たちは、「自分のことがわかるうちに、会えてよかった」と言いながら帰られたそうです。

医療者は、原則として命をつなぐことが使命ですから、医療現場では、死は敗北と受け止められてきました。

しかし、人の命には限りがあります。延命のために最善を尽くすことと同様、やがてくる死を受け入れ、人生の最期に会いたい人とお別れをするときを過ごす。そのような場面もまた、かけがえのないものだと思います。

そこには、安らかな時間が流れます。その時間は旅立つ人を癒すだけではありません。遺された人の安らぎにもなるのです。

人生の終幕には、その人なりの生き方が浮かび上がります

人生の幕引きには、その方なりの選択があり、生き様があります。

そしてその人生を丸ごと見ていくと、どんな選択にもまた、ご自身なりの理由があり最期の迎え方があります。

肺がんで末期の状態にあったXさんは、亡くなる3日前まで車椅子に乗り、1回数百万円もかかる遠方の民間療法に通われました。

客観的に見れば、Xさんはすでに緩和ケアを受けるのが妥当な状態でした。

本来なら、苦痛をできる限り取り除く処置をして、残された時間を穏やかに過

ごす段階です。しかし、Xさんは衰弱した体でご家族に付き添われ、車に長時間乗って治療に通われたのです。

結局、何度目かのその治療を受けて帰ったあとすぐに意識がなくなり、3日後に息を引き取られました。

末期がんの状態で、長い間、車に揺られたのですから相当な負担です。医療者から見れば、それがかえって死期を早める原因になったようにも思えます。

正直なところ、知らせを聞いて私はこう思いました。

「痛みの緩和に努めたほうが、最期の日々をもっといい時間にできたのではないかしら」「急に意識がなくなり、ご家族に伝えたいことを伝えないまま、逝かれたのかもしれない」

誤解を怖れずに言えば、死に急いだようにも見えるXさんの最期に、「なぜ、あそこまで生きることにこだわられたのだろうか」という疑問が湧いてきたのです。

しかしXさんには、どうしても生きたい理由があったのです。関わらせていただいた時間が短かったので、生前は、Xさんの人となりに深く接することは叶いませんでしたが、ご家族からポツリポツリとその人生を伺っていくうちに、「そうせざるを得なかった理由」が見えてきました。

Xさんには長年、完成を目指していた仕事があったそうです。懸命にがんばってきたのに、自分の死によってその仕事を未完のまま終わらせるわけにはいかない。

そういう執念のような思いが、Xさんを最期まで駆り立てていました。それで亡くなる寸前まで、未知の治療に一縷の望みをかけたのでした。

Xさんはがむしゃらに仕事を続けて、事業の規模を拡大してきたとのこと。しかし、忙しい中にあっても、ご家族を日々大切にしてこられたのでしょう。「私たちは、父にとても大事にしてもらいました」とお子さんがおっしゃるのを聞いて、ご家族のためにも事業を継続させたいと、Xさんは願っていたのだろうと思ったのでした。

今思えば、Xさんは「死ぬ覚悟」などしていらっしゃらなかったのでしょう。

最期の最期まで、生きることをあきらめない。

そんな父親の姿を見せて、Xさんはこの世を去りました。

”生死にまつわる場面では、
さまざまなドラマが展開する“

実際に、誰もが穏やかに死を受け入れて旅立たれるわけではありません。

Xさんのように、最期まで必死にあがきながら、命の終わりを迎える方もいらっしゃいます。それもまた、ひとつの人生だと思います。

さらに言えば、亡くなる方全員が人生を悟って逝かれるわけでもありませんし、また、その必要もないと思います。

しかし、葛藤を抱えながらも、ある瞬間に「これはこれで、仕方なかったのだ」

「こうなるしかなかったのだ」と納得して旅立たれる。そんなケースを多く見てきました。

「こうあるべき」「こうあってほしい」といった理想を相手に押しつけなければ、それぞれの生き方の中に光るものが見える。Xさんのような方の旅立ちに接してきて、私はそのことを教えられました。

その方が送ってきた人生の意味は、ご本人が生きてこられた歳月の延長線上に、自然に浮かび上がってくるものです。自分の理想や価値観を押しつけず、その方の人生をありのままに見ていくと、それはおのずとあきらかになってきます。

ですから、「こうあってほしい」と相手に求めたり、「こうでなければならない」と勝手に決めつけたりするのは、少しもったいないような気もするのです。

ひとりひとりの人生の物語は、他人が判断したり評価したりできるものではありません。

ある女性は、がんの夫を献身的に看病して見送りました。しかし、その涙も乾かないうちに、夫には長年の愛人がいたことがわかったのです。

私は、女性の憤懣やるかたない思いを想像しました。このような場合は、心のケアに時間がかかります。

ところがその後しばらくして、女性はご自身と同じような境遇の方と出会い、再婚なさったと伺いました。

このように、人の生死にまつわる場面では人間くさいドラマが展開します。そんな場面に立ち会わせていただくたびに、人生とは、ひとつの価値観や物の見方だけでは計れないとつくづく思います。

そして、「こうあらねばならない」「こうあるべき」という思い込みをもたず、その方の生き方を、また自分自身の人生を、ありのままに受け止めることの大切さを感じます。

幸せは、他者が決められるものではありません

訪問看護時代、ケアをする間の何気ないやりとりの中で、その方の人生の物語を伺うのがひとつの喜びでした。看護の手を動かしながら、問わず語りに語ってくださるこれまでの道のりを聞かせていただくのです。

そんな時間を重ねていくうちに、相手の方に対する理解が深まり、「看護が必要な70代の方」ではなく、「○○さん」という人格をもったその方がスッと立ち上がってくるのでした。

人間はひとりひとり違いますから、その方の習慣や考え方、行動などは、もち

ろん私自身と違います。しかし、思い出話を伺っていくうちに、その背景を自分なりに理解し、相手の方の人生に思いを馳せながらケアに生かす。そんな作業をしてきたように思います。

今でも思い出深くよみがえるのが、反物屋のご主人だったDさんの記憶です。当時、90歳前後だったでしょうか。認知症が始まり、耳も遠く、足も不自由になり、寝たきりの状態でした。

Dさんは丁稚奉公で反物屋に入り、真面目な性格を気に入られてそのまま婿養子となったそうです。物静かな方でしたが、たまに語られる昔話から、一途に働いてこられたのであろうことはよくわかりました。

妻と息子さんに先立たれたDさんは、義理の娘さんとお孫さんと同居していました。

義理の娘さんは、よく面倒を見ていらっしゃったと思います。しかし、訪問を重ねるうちに、どうしても心にひっかかる思いが生まれました。

私が伺っていたのは、週に1回1時間。ご家族が不在のときです。

1時間のうちに、洗面をして伸びたひげを剃り、便秘がちなので便を取り、入浴して着替えを済ませ、飲み物を飲ませて脱水を防ぎます。最初から最後までフルスピードです。

限られた時間の中で、手早く必要なケアを済ませていくのが、私たち看護師の仕事ですから、ケアそのものが大変だったわけではありません。

しかし、Dさんの状況では、「週にあと1回訪問できれば、便秘に苦しむこともなく、もっと気持ちよく過ごしていただけるのに」というのが、私の正直な気持ちでした。

とはいえ、ご家族は、週に一度で十分とのこと。費用もかかることですし、それぞれのご事情があるので仕方ありません。私は、やるべきことをやっていこうと思っていました。

ところがあるとき、ふとしたきっかけで、そのお宅のペットのグルーミングに毎月数万円かかっていると知ったのです。

私はつい、「Dさんの訪問看護料は、その金額よりもずっと低いのに」と思ってしまいました。

もちろん、ご家庭によっていろいろなご事情があります。どのようなケアを選ぶかは、他人である看護師が口を出すことではありません。しかし、「もう少しDさんのケアに意識を向けていただけたらいいのに」というのが、当時のいつわらざる気持ちでした。

“自分の価値観だけでは
見えてこないもの”

しばらくして、その気持ちを払拭する出来事がありました。いつものように入浴介助をおこなっているときのことです。

気持ちいいお風呂では、ポツポツと思い出話が出てきます。

その日もDさんは、丁稚時代に通行手形を持って、近くの元藩邸に反物を届けに行ったという話を、やわらかな笑顔で静かに語ってくださいました。

お風呂場には小さな窓がついていて、そこから青空が見えています。

Dさんは、その窓を見上げながら、当時のお店や町内にはいろんな人がいたんだと教えてくれました。

相槌を打ちながら、その痩せた肩にお湯をかけていると、「でもみんな、どこかへ行ってしまった」とDさんはおっしゃいました。そして、とてもいいお顔をされて、「私は、自分の家にずっといられて、嫁はちゃんとおいしいご飯を作ってくれて、こんなに幸せなことはない」と話されたのです。

認知症は始まっていたけれど、それはDさんの本音だったと思います。

「毎日幸せだ」とひとり言のようにおっしゃるのを聞いて、私は自分の思い違いに初めて気づきました。そして、Dさんの幸せを崩さないために、小さな異変も見落とさず、大事にいたらないよう今まで以上に気をつけていかなければと、心を新たにしたのでした。

そんなある日、義理の娘さんから「もう家での介護は、無理。私がおかしくなりそうです」と訴えがあり、特別養護老人ホームへの入所を申請しました。確かに、自宅でずっと看護する義理の娘さんの負担は大きかったと思います。

ところが、いざ順番が回ってきたら、義理の娘さんご本人が2回も辞退されたのです。

最終的に、Dさんはご自宅で亡くなられました。

本当に意識が混濁したのは、亡くなる前の数日でした。それまで、Dさんは、住み慣れた家で幸せな時間を過ごすことができたのでした。

丁稚から下積みを重ねて婿養子になったDさんからすれば、自宅で安心して面倒を見てもらえる最期の時間は、とても幸せなものだったでしょう。

この経験を通して、自分自身の価値観だけで物事を判断してはいけないと、私はつくづく思いました。そして、以前にも増して、その方がどんな人生を生きてこられたのか、大切にしていることは何なのかを理解しなければ、満足していただけるケアはできないと考えるようになりました。

聞くところによると、義理の娘さんはその後、人材センターに登録してヘルパーの仕事を始められたとか。今はいろいろなところで、「訪問看護はいいわよ」と勧めてくださっているとのことです。

目の前の人との時間は、一期一会のかけがえのないものです

多くの師や仲間に学んできた私ですが、今思えば、生きること、死ぬことについて身をもって教えてくれたのは、１０１歳で旅立った明治生まれの母でした。私は９人きょうだいの末っ子です。愛情深くのびのびと育てられましたが、母からはことあるごとに、「自分で決めたことは、自分で責任を取りなさい」「何事も人のせいにしてはいけない」「失敗したとしても、自分で決めるということが大事なのだ」と言われて育ちました。当時としては、先進的な考えをもっていた女性だったのだと思います。

今でも忘れられない光景があります。

18歳の夏、東京の看護大学で学んでいた私が初めて帰省し、夏休みも終わって、再び上京するときのことです。

玄関先に出た母が、「私は、ここでお別れします」と言うのです。

駅は、実家から目と鼻の先です。普通の親であれば、駅まで見送るでしょう。ところが母は、「あなたは一番下の子どもだから、私はいつ何どき死んでしまうかもしれない。これが最後かもしれません。だから、ここでお別れします」と言い、私を送り出したのでした。それまで見たこともないほど改まった口調でした。

まだ若かった私は、「なぜ今、そんなことを言うのだろう」と不思議に思ったものです。

しかしそれは、母なりの私へのアドバンス・ケア・プランニングであり、デス・エデュケーション（死への準備教育）だったのです。

そのことに気づいたのは、東京に戻ってからしばらくしてのことです。ある日、クラスメイトの父親が病で急死したとの訃報が届きました。突然のことに狼狽し、涙にくれる友人を見て、母の言葉の意味がようやく腑に落ちたのです。

いつ別れが来るかはわからない。だから、今のうちから覚悟しておきなさい。母は、当時夜行列車で十数時間かかる東京へと戻る末娘に、そう伝えたかったのだと思います。

家族だから、もちろん会おうと思えば、また会うことはできます。でも人生には何が起きるかわからない。一度別れたら、もう二度と会えなくなることもある。そのくらいの覚悟で出て行きなさい。

それが、あのとき母が私に言いたかったことなのでしょう。

「今」は、二度とやってこないかけがえのないものであり、目の前にいる人との時間は、一期一会の大切なもの。

誰でもいつかは必ず別れのときが来る。だからこそ、今このときを精いっぱい生き、目の前の人との時間を大事にしたい。

「こうあらねばならない」と構えるのでも、「こう生きるべきだ」と力むのでもなく、いつの頃からか、このような考えが自然に身に染みついたのは、母から教えられたことが種となり、私の中に根づいているからかもしれません。

どのような最期を迎えたいですかと問われたら、やはり母を思い出します。

亡くなる1週間ほど前から母は口を開けなくなり、食事を一切とらなくなりました。まるで「もう食事はいらない」と意思表示をしているかのようだったそうです。

すでに言葉は出ませんでしたが、旅立つ直前まで意識はあり、縁のある人が最期の別れに訪れると、目を開けて少し笑顔になったり手を動かしたりしたといいます。

私は母が亡くなる当日の朝、新幹線で秋田に向かいました。

話しかけたり手をさすったりしながら数時間過ごすうちに、次第に、無呼吸の時間が増え、いよいよ「そのとき」が近づいているのがわかりました。

意識がどんな状態にあっても、耳は最期まで聞こえています。

私は母の耳元で、「長生きするのもゆるぐねえな（大変だ）と言ってたけど、本当にゆるぐねえなぁ」と声をかけました。

晩年の母は冗談交じりに、「長生きするのもゆるぐねえな」と秋田弁でよく言っていたのです。

声に反応して何度か小さくうなずく母に、私は「もういいよ、ご苦労様。ありがとう」と言いました。それからほどなくして、母は息を引き取りました。きょうだいたちに言わせると、私の到着を待っていたかのような死だったそうです。

入れ歯はすでに外していましたが、母の口元は最期までキリッと結ばれたまま。明治に生まれ、大正、昭和、平成と生き抜いてきた母の気概を見た思いがしました。

死因は老衰。かかりつけの医師が「お見事でした」と言う通り、天寿をまっとうし旅立っていきました。

"特別な一日である今日を、大切に味わう"

いつどこで、どのような最期を迎えるかは誰にもわかりません。

しかし、できれば最期に「ありがとう」と伝えて人生の幕を下ろせればと思います。

そのためにも、今という時間を大切にしたい。そう思いつつ過ごす日々です。

いつもあわただしく動いていますが、昨年印象に残る時間がありました。

日本中に甚大な被害をもたらした台風の影響で、多くの交通機関がストップした秋の日の夕暮れのことです。

朝8時台の東北新幹線に乗る予定が、出発したのは午後4時過ぎ。しばらくして窓の外をふと見ると、ちょうど山の端に、赤みがかった大きな月が昇るところでした。

台風一過で空気が澄んでいるのか、太陽かと見紛うばかりのあざやかさです。トンネルの多い東北新幹線が北へ向かって進むにつれ、月は見え隠れしながら少しずつ昇り、オレンジ色から銀色へと変わっていきます。

人間は自然の脅威を恨みそうになるけれど、そんなときでも月は輝いて、私たちを照らしている。同じ列に座る旅の仲間とともに、「あぁ、きれいだなあ」と夜空を見上げていました。

時折ふと訪れるこのような時間を味わいながら、進んでいけたらと思います。

そして、これまで多くの方が見せてくださった命の輝きを私なりに消化して、次の方に伝えていけたらと願っています。

私が受け取った命のバトンを、あなたにリレーできていたとしたらこれほど嬉しいことはありません。

おわりに

２０２０年は、フローレンス・ナイチンゲール生誕２００年。看護について世の中に再度知ってもらおうと、さまざまな企画が動いていました。

昨年、赤十字国際委員会から第47回フローレンス・ナイチンゲール記章をいただく栄誉にあずかったこともあって、今年前半は私自身も、ナイチンゲール生誕２００年記念も含めた講演を各地から依頼されていましたが、新型コロナウイルス感染拡大を受け、世の中の状況が一転。その多くは中止や延期、オンライン開催となりました。

社会の変化は、がんと共に歩む方にも大きな影響を及ぼしています。

ことに、抗がん剤治療中の方々は感染のリスクが高いので、より慎重に自粛せざるを得ない状況となりました。不安を感じながらの日々の生活について、「山の中のほら穴にでも籠っているような感覚で、毎日を送らなければいけないつらさを感じた」とつぶやかれた方もいらっしゃいました。

一方、面会制限のある病院は家族の声かけもむずかしく、「最期の場面にも立ち会えなかった」と悔いを残す話も漏れ聞こえてきます。

そんな中で、病院や施設から自宅へ戻ってこられた方々も数多く見られました。

この状況は、どこで、誰と、どのように過ごしたいかを、改めてじっくり（ときには急いで）考え、皆で話し合う機会となっていたのではないかと思います。

そんなときに、どんな選択肢があるのかも含めて、じっくり話を聴き、適切な情報を探すのを手伝い、自分で決められるように、つまりは自分の力を取り戻せるようにサポートするマギーズの存在は大事であると、改めて感じているところです。

つながりを分断されたようなコロナ禍。

でも、実は私たちがつながっているということも意識できたのではないでしょうか。

Withコロナ時代に、対話を大事にしながら、お互いを尊重しつつ、目に見えないところでも支え合って生きる。

思いっきりHUGはできないけれども、HERE WITH YOUと、いつでも相談の窓口を開けているマギーズの存在は、あちこちに「第三の居場所」として広がっていくことでしょう。いや、広がることを期待しています。

この本の作成には、多くの方のご協力を得ました。

編集者の綿さん、ライターの江藤さんには、1年近く何度も通っていただき、内容を洗練していただきました。

また、実際とは設定を少し変えるなどしていますが、事例として登場した多くの方々の経験は、私にとっても素晴らしい経験となり、そのことは、読者の皆様にも役立つのではないかと思っています。改めて、感謝申し上げます。

がんと共に歩む方々にとって、また、がんに限らず病や困難と歩む方々にとっても、歩みを楽にする言葉がひとつでもあることを願います。

おひとりおひとりの日々の暮らしに、穏やかな光が注ぎますように。

大型台風の嵐の前に　　秋山正子

がんについて正しい情報を知りたいとき

国立がん研究センター・がん情報サービスサイト
https://ganjoho.jp/public/index.html
一般の方に向けて、がんに関する正しい情報がわかりやすくまとめられています。医療用語を調べられるページもあります。

がん相談支援センターについて調べたいとき

国立がん研究センター・がん情報サービスサイト内
https://ganjoho.jp/public/consultation/cisc/cisc.html
全国のがん診療連携拠点病院や地域がん診療連携病院等に設置されているセンターを検索することができます。

アドバンス・ケア・プランニング（ACP）について知りたいとき

人生会議学習サイト（厚生労働省／神戸大学）
https://www.med.kobe-u.ac.jp/jinsei/
ACPの考え方や、どのように取り組めばよいかがわかりやすく紹介されています。

マギーズ東京

マギーズセンターは、がんに直面して悩む本人はもちろん、家族や友人、医療従事者など誰もが気軽に立ち寄れ、病院でも自宅でもないサードプレイスとなるよう作られた非営利施設。1996年にイギリスで誕生して以来、イギリス国内に20カ所、香港、スペインへと広がり、2016年にマギーズ東京がオープン。お茶を飲んでくつろいだり、ひとり静かに過ごしたり、心理療法士や看護師に病気のことを相談するなど、必要なサポートによって自分の力を取り戻すことができる場となっている。

https://maggiestokyo.org/

〒135-0061 東京都江東区豊洲6-4-18

TEL：03-3520-9913　FAX：03-3520-9914

開館時間：月曜日～金曜日（午前10時～午後4時まで）

※土日・祝日はイベント時のみオープン。

※当面の間はご予約制です。上記の電話番号またはメールでご予約をお願いします。soudan@maggiestokyo.org

暮らしの保健室

がんの治療や緩和ケア、介護のこと、治療についての疑問、地域の医療機関の状況など、地域医療に関わるさまざまな質問について、気軽に相談できる施設。地域の医療・介護状態を熟知した相談員（看護師、薬剤師、介護従事者など）が当番制で応対している。在宅医療も含めて地域の病院や開業医との橋渡しを行うほか、地域包括支援センターと連携し、介護や福祉の情報も提供する。

http://www.cares-hakujuji.com/services/kurashi

〒162-0052　東京都新宿区戸山2-33

戸山ハイツ33号棟125（1階 商店街）

TEL：03-3205-3114　FAX：03-3205-3115

E-MAIL：hokenshitu@kjc.biglobe.ne.jp

※全国の暮らしの保健室のご案内もしています。

著者略歴

秋山正子

（あきやま・まさこ）

聖路加看護大学卒業後、産婦人科病棟にて臨床経験後、大阪・京都にて看護教育に従事。1990年、実姉の末期がん闘病時に在宅ホスピスに出合う。1992年より東京新宿区で訪問看護に携わる。病気を抱えた人の医療と生活をサポートする「暮らしの保健室」を開設し、今では全国50カ所に広がっている。2016年、がん患者が気軽に立ち寄れる相談室「マギーズ東京」（イギリス発祥で世界中に広がりつつある施設）をオープン。在宅ホスピスケアと訪問看護で多くの病む人と家族に寄り添い、NHK「プロフェッショナル仕事の流儀」や朝日新聞「フロントランナー」でその活動が取り上げられた。2019年、顕著な功績のあった看護師等に贈られる世界最高の記章である第47回フローレンス・ナイチンゲール記章を受章。著書に『在宅ケアの不思議な力』（医学書院）などがある。

ブックデザイン　山田知子（chichols）
装画　杉山巧
DTP　宇田川由美子
校正　麦秋新社
編集協力　江藤ちふみ
編集　綿ゆり（山と溪谷社）

がんと共に生きていくときに、知っておいてほしいこと

人生を丸ごと抱きしめて生きるヒント

2020年11月1日　初版第1刷発行

著者　秋山正子
発行人　川崎深雪
発行所　株式会社山と溪谷社
〒101-0051
東京都千代田区神田神保町1丁目105番地
https://www.yamakei.co.jp/

乱丁・落丁のお問合せ先
山と溪谷社自動応答サービス
TEL. 03-6837-5018
受付時間／10:00-12:00、13:00-17:30
（土日、祝日を除く）

内容に関するお問合せ先
山と溪谷社　TEL. 03-6744-1900（代表）

書店・取次様からのお問合せ先
山と溪谷社受注センター
TEL. 03-6744-1919　FAX. 03-6744-1927

印刷・製本　株式会社暁印刷

定価はカバーに表示してあります

Printed in Japan　ISBN978-4-635-49046-7